Editora Gente 20 anos

DANIEL SAMPAIO
Colaboração: Eulália Barros

INVENTEM-SE NOVOS PAIS

Construindo uma relação mais sólida e confiável entre pais e filhos

Editora Gente 20 anos

Editora
Rosely M. Boschini

Coordenação editorial
Elvira Gago

Adaptação
Clara Baldrati

Revisão
Márcio Guimarães

Projeto e produção gráfica
Marcelo Souza Almeida

Capa
Focco Comunicação

Diagramação
Eliana Moreira

Impressão e acabamento
Paulus Gráfica

Rua Pedro Soares de Almeida, 114
São Paulo, SP CEP 05029-030
Telefax: (11) 3675-2505
Site: http://www.editoragente.com.br
E-mail: gente@editoragente.com.br

Dados Internacionais de Catalogação na Publicação (CIP)
(Câmara Brasileira do Livro, SP, Brasil)

Sampaio, Daniel
Inventem-se novos pais : Construindo uma relação mais sólida e confiável entre pais e filhos / Daniel Sampaio — São Paulo : Editora Gente, 2004.

ISBN 85-7312-416-4

1. Pais e adolescentes 2. Psicologia do adolescente 3. Psicoterapia de família I. Título

04-1629 CDD-649.120835

Índice para catálogo sistemático:

1. Adolescentes e pais : Vida familiar 649.120835
2. Pais e adolescentes : Vida familiar 649.120835

Sumário

Carta aos pais que têm filhos adolescentes

Queridos pais

Espero que esta carta os encontre em perfeita saúde, que eu por aqui vou levando.

Pais, quero que acreditem que o título deste livro não significa menos respeito pela sua condição. Sei bem como é difícil o trabalho de vocês, agora que têm filhos na adolescência e cada vez menos certezas.

Vocês não ouviram ontem na televisão, de uns senhores barrigudos e de gravata brilhante, que a vida anda difícil e o mundo está em mutação? Eu ouvi, com os meus ouvidos que a terra há de comer, e juro que desta vez concordei. Também tenho filhos adolescentes, e alguns colegas e amigos dizem que tenho jeito para tratar com jovens, com ou sem problemas. Mas sinceramente penso que é preciso mudar tudo. Em primeiro lugar, temos de nos mudar por dentro. Não podemos continuar a ser pais com as verdades que os nossos pais nos legaram, porque elas só servem para nos atrapalhar. Não podemos continuar a vacilar diante das exigências crescentes dos nossos filhos, que estão um tanto abandonados pelos nossos afazeres e exigem mais (demais?) de nós. Não é possível esperar que a escola nos ajude, porque se não lutarmos para transformá-la, em colaboração com professores e alunos, ela continuará, para os nossos filhos, a ser equivalente a um emprego aos

60 anos. Se insistirmos em pensar que a crise da adolescência tudo explica e é preciso esperar que passe, continuaremos a deixar jovens doentes sem tratamento ou a considerar anormais seres simplesmente em crescimento.

Se persistirmos na idéia de que os filhos de pais divorciados têm mais problemas, seguiremos contra o amor e aceitaremos definitivamente a mentira e a dissimulação. Se continuarmos a pensar, quando o nosso filho dá um berro e bate a porta, que ele anda metido com droga, vamos cavar definitivamente um abismo entre nós e ele. Quando aceitarmos sem discussão que ele pode deixar de estudar e andar pelos bares sem fazer nada de produtivo, contribuiremos para criar-lhe um universo onde só aparentemente fará o que quer.

Mas quando, sem argumentos, tentarmos proibir que ele saia à noite para em seguida sermos enganados pelas suas estratégias, perderemos rapidamente o respeito e não teremos força para nos opor em uma questão mais importante. Não podemos continuar a esquecer a interioridade de cada um, sacrificando-a constantemente sob pressão de um espetáculo de mídia falsamente "autêntico", em que tantas vezes sobressaem o violento e o perverso – pois só poderemos ser pais mais verdadeiros se não formos atrás de modismos e atuarmos de fato de acordo com as nossas convicções.

Chegamos assim, queridos pais, a um impasse. Não queremos ser pais como os nossos pais foram e ainda não descobrimos que espécie de pais queremos ser. Temos, então, de inventar novos pais. Teremos de buscar na nossa infância alguns episódios que nos marcaram, poderemos recordar a nostalgia dos amores perdidos ou simplesmente renascer. O certo é que não devemos prosseguir como até aqui. O aqui significa continuar a alimentar filhos do silêncio, com o sentimento de culpa de quem não tenta fazer tudo o que é possível para mudar. O aqui significa também deixar que os filhos nos ditem o caminho, ou decidirmos a vida por eles. Ou quer dizer ainda não fazer nada e deixar que os nossos descendentes cresçam como o mato.

Resolvi escrever este livro pensando em todos os pais de filhos adolescentes que ainda não desistiram de sê-lo. Sei bem que posso ser tomado por moralista ou conselheiro familiar. Ninguém deve dizer o que se deve passar na casa dos outros, quando muitas vezes não sabe o que fazer na própria casa. E não há nada pior que um psiquiatra ou psicólogo para criar confusão. Por isso, leiam o livro e, se não gostarem dele, esqueçam tudo e ajam de acordo com a sua intuição e experiência de vida. Se apreciarem o que escrevi, esqueçam da mesma forma, porque o que permanecer será suficiente para ajudá-los.

Um pai que leu meu livro Vozes e Ruídos *disse que eu devia escrever, tal como lá prometia, uma obra para os pais, "uma espécie de escola para quem tem filhos adolescentes". Agradeço o estímulo desse leitor, mas lamento desiludi-lo. Não sei se este é um livro mais para os pais do que para os filhos, mas certamente não quero que seja escola para ninguém. Procurei apenas continuar o trabalho anterior e refletir sobre a adolescência, por muitos me terem pedido que o fizesse e com a expectativa de provocar uma reflexão em algumas casas de família adormecidas.*

Pais, o livro começa com alguns retratos de jovens que publiquei em uma revista que já não existe. São descrições de adolescentes que preocupam, mas devem ser ouvidos e respeitados. Pode ser que vocês encontrem alguém parecido com o seu filho-problema, ou então nada lhes fará sentido e será melhor assim.

Em outros pontos falamos de equívocos, momentos decisivos e crises, palavras um pouco catastróficas, mas que se pretende sejam estimulantes.

A minha amiga Eulália Barros explica a certa altura, em carta a mim endereçada, por que a convidei a colaborar neste projeto. Concordarão certamente que valeu a pena o meu pedido. Falo também de um Rambo artista e de uma mocinha emagrecida, para mostrar como uma das minhas paixões, a terapia familiar, é importante para estimular as famílias a falar (para acabar de vez com os filhos do silêncio). Como sempre gostei de jornalismo, entrevisto desta vez pais de adolescentes: os pais do Miguel e do Pedro e a mãe da Mariana e do Manuel. Todas as histórias são verdadeiras, só mudei os nomes e os locais para que vocês não os encontrassem qualquer dia ao virar uma esquina. Essas narrativas, de adolescência patológica e normal, dizem-me muito: dá para falar de tudo, estão lá todos os aspectos verdadeiramente importantes da adolescência.

E o livro termina com um manifesto. Nele procurei sintetizar a minha visão global da adolescência, resultado da experiência e do muito que aprendi com os mestres e colaboradores. Deve ser lido criticamente e talvez discutido se valer a pena.

Termino com um pedido: se desistirem de ler o livro, fiquem apenas com a idéia do título. Porque para ser pai é preciso inventar a cada dia que passa. O meu dicionário de Português, que na adolescência roubei a meu irmão, diz que inventar é "criar na imaginação". Esperemos que cada pai de adolescente "crie na imaginação" o seu modo de educar e de viver. Desejo que a todo momento, em qualquer família, cada um possa descobrir o seu cotidiano sem copiar nada nem ninguém. E acreditem que a adolescência dos seus filhos é a última oportunidade que têm, porque a partir daí, se as coisas já não estiverem bem, não é provável que no futuro venham a ficar.

Esta carta já se tornou longa. Escrevam se puderem, desde que isso não lhes tire tempo para estar com os filhos.

E recebam um grato abraço

Daniel

PREFÁCIO À EDIÇÃO BRASILEIRA

Como? Inventar novos pais? Com este instigante título, Daniel Sampaio, professor de Psiquiatria da Faculdade de Medicina de Lisboa e chefe do Serviço de Psiquiatria do Hospital de Santa Maria, também em Lisboa, leva o leitor a abrir um novo caminho no relacionamento entre pais e filhos.

Durante muito tempo, coube aos pais a obrigação de prover e proteger os filhos até que se tornassem adultos. Mas tudo isso se fazia com abuso de autoridade, "bastava o pai olhar que os filhos imediatamente obedeciam".

Os tempos mudaram. O número de filhos por casal caiu muito, as mulheres estão trabalhando fora para trazer importante contribuição às finanças do lar. Enquanto antes se ia para a escola com 7 anos de idade, as crianças de hoje estão indo com 2. Os filhos pequenos, ainda crianças, já são tiranos. E os adolescentes ganham presença na família pelas dificuldades relacionais que os pais encontram em lidar com eles.

Com sua imensa experiência clínica com adolescentes, Daniel Sampaio nos leva à juventude de Portugal, que é muito parecida com a do Brasil, como deve ser com a de outras partes do planeta. Lá também os pais estão bastante perdidos em assuntos como proteger e preparar os filhos para a vida devido aos múltiplos problemas com que eles, ao saírem sozinhos de casa para a rua, vão se defrontar.

A grande mensagem deste livro é que os pais têm de aprender a ouvir os filhos adolescentes. Assim, poderão encontrar meios mais adequados para tentar ajudá-los em vez de simplesmente oferecer-lhes o que consideram importante, quando na realidade essas ofertas talvez nada signifiquem para os filhos.

Com um humor fino que tempera suas palavras, Daniel Sampaio aponta como pais e escolas têm que "adolescer" (crescer e desenvolver) com os adolescentes, e não adoecer com eles. É ouvindo que os pais poderão ajudar na construção da identidade dos adolescentes, o que não deve ser nada fácil para eles, influenciados que estão pelos hormônios, pelo novo corpo, pelos novos vínculos sociais (turma) etc.

O dr. Sampaio deve ter ouvido muitos e muitos adolescentes e seus pais, nas mais diversas situações. Sua incrível experiência pode ajudar tanto os pais quanto os próprios jovens, que vão se identificar com algum personagem deste livro e as situações vividas por eles. O autor atinge as profundezas dos conflitos que reinam no comportamento tanto dos pais quanto dos filhos, cuja solução se torna mais viável quando ouvimos o que tem significado para eles, aquilo de que normalmente não falam e às vezes tampouco demonstram...

O modo como o dr. Sampaio ouve os personagens serve de referência para quem deseja praticar essa escuta. Com colocações singulares e assertivas, ele vai sublinhando aquelas situações nas quais os personagens encontram dificuldade de se colocar. Está também nesse saber ouvir a invenção de novos pais.

Podemos compreender o que se passa na mente e quase na alma dos adolescentes ao ler os perfis que Daniel Sampaio elaborou, sem enquadrá-los em figuras rígidas, mas com características tão presentes em qualquer adolescente. Os filhinhos da mamãe, os cê-dê-efes, a turma do fundão e os Rambos em casa mas pigmeus na vida são alguns desses retratos. Quem lida com adolescentes em qualquer canto do planeta vai reconhecê-los nestas variadas facetas...

Quanto aos pais, que foram bastante ouvidos, Daniel Sampaio aponta entraves relacionais, chamados por ele de equívocos: ignorar as transformações que as famílias têm sofrido, persistir na frase "no meu tempo...", julgar anormais comportamentos típicos da adolescência, querer que os adolescentes vejam o mundo com os olhos dos pais, não entender que os filhos adolescentes já não lhes pertencem mais...

Pais que convivem com filhos adolescentes sentem na pele diversos dramas cotidianos: acordar ou deixar dormir, faltas às aulas, baladas e saídas à noite, férias, esportes, namoros, mentiras, saídas de casa, anorexia nervosa etc. Em todas essas situações o dr. Sampaio consegue captar as mensagens mais fortes, que devem valer tanto para os adolescentes quanto para seus pais. O que acontece com os filhos quando os pais se separam? O leitor pode acompanhar, em entrevistas detalhadas feitas pelo dr. Sampaio, uma mãe separada e seus conflitos com os filhos adolescentes e também os do pai separado.

Quanto mais o leitor avança na leitura deste livro, mais é levado a se aprofundar, tal e qual um bom terapeuta, nos conflitos enfocados, dando oportunidade a importantes reflexões sobre a própria vida. Não seria um componente a mais para se inventar um novo pai?

O livro traz ainda a preciosa colaboração de Eulália Barros, com interessantíssimas considerações e questionamentos do papel do professor e da ideologia do ensino. Os professores têm o poder de construir e também de destruir a carreira de um aluno. Uma pessoa pode ter o futuro comprometido pela falta de competência do professor, que julga ter dado uma boa aula quando, na realidade, a aula foi boa somente para o professor, pois o aluno nada aprendeu... É um caminho superdelicado o que o aluno deve trilhar partindo do sentir para o pensar, quando há professores que só exigem o pensar e jogam na insignificância o sentir. Eulália mostra como o professor pode fazer o insucesso através de suas atitudes... Ensina também como agir perante uma criança que fracassa: que ela experimente o sucesso de acordo com suas capacidades e conhecimentos.

Por tudo isso, recomendo a leitura deste livro a pais, professores, educadores e todos os que lidam com adolescentes. Provavelmente cada leitor vai despertar dentro de si um novo modo de ser e assim inventar um novo ser, pai ou não, que poderá ter muito mais sucesso no relacionamento com adolescentes.

Içami Tiba

Psiquiatra, autor de catorze livros, entre eles

Quem Ama, Educa! e *Disciplina, Limite na Medida Certa*

1

Alguns retratos

Os filhinhos da mamãe

São rapazes de 15 a 16 anos que em geral freqüentam colégio particular. Passam o pouco tempo livre de que dispõem montando quebra-cabeças ou comprando roupa. Não querem fumar nem falar de sexo, porque um padre amigo lhes disse que isso "era queimar etapas". No sábado à tarde vão visitar um pobre a quem dão arroz e roupas velhas. Querem estudar Administração e continuar a carreira do pai, com quem mantêm um entendimento intelectual e, por isso, distante. Receberam o apelido de "filhinhos da mamãe" há muito tempo. Talvez tenha sido na elitista escola primária que freqüentaram. Vestiam calças com vinco quando todos os outros meninos usavam jeans. Em lugar de camiseta usavam camisa e preferiam risca do lado a cabelos revoltos. Os seus sapatos tinham cadarço, e eles jamais calçavam tênis porque cheiravam mal. Enquanto os colegas da escola primária jogavam futebol, enfrentavam a professora e se empurravam na perua escolar, eles brincavam de peteca com as meninas ou davam explicações sobre as lições de casa. Várias vezes foram vistos conversando com a diretora do colégio ou com a inspetora, aquela velhota que parecia um granadeiro e achava que devia justificar a semelhança. No primário, esses meninos foram alunos perfeitos: boa letra, excelentes notas, resposta pronta quando a professora, sempre atenta, lhes solicitava uma explicação. Jamais se viraram para trás, disseram um palavrão ou chegaram tarde à escola.

A família do Francisquinho sempre passara as férias na praia, numa casa de veraneio herdada dos avós. Nela, os pais reuniam às vezes uns amigos para jogar cartas. Dos 5 aos 12 anos iam todos os dias à praia com a mãe. A saída de casa pressupunha um complexo ritual. A mãe arrumava-se como quem vai a uma festa e o nosso futuro filhinho da mamãe era vítima de várias decisões, tais como: *a*) usar um boné com elástico bem enfiado na cabeça; *b*) levar casaco de malha porque "o tempo podia esfriar"; *c*) transportar balde, pás e fôrmas de plástico (uma delas era uma estrela cadente que o protegeria das tentações); *d*) levar roupa para trocar quando o traje de banho se molhasse; *e*) dar sempre a mão à mãe.

Na praia, enquanto brincava na areia, via a mãe falar da vida alheia com as amigas ou o pai olhando para outras mulheres. De vez em quando, aparecia outro filhinho da mamãe com quem partilhava as fôrmas ou o pacote de batatas fritas. Os banhos de mar eram rápidos e sem alegria, o mundo das pranchas ou das brincadeiras na água parecia-lhe irreal.

Após um almoço frugal, já em casa, vinha a sesta sossegada e depois ele brincava sozinho no jardim, com um triciclo enferrujado. A mãe gritava: "Francisquinho, você está suando!" E o nosso filhinho da mamãe corria logo para lavar a testa e as mãos.

Foi na adolescência, porém, que tudo realmente se complicou. O Francisquinho não crescera muito e a barba tardara a despontar. Fugia dos colegas, que falavam em curtir e não ligavam muito para os estudos. As meninas desabafavam com ele e não se inibiam de discutir sobre moda à sua frente. Às vezes, folheava revistas femininas ou lia biografias de mulheres célebres. Ao contrário do que alguns pensavam, não se sentia atraído por homens. A sexualidade era qualquer coisa suja e inquietante para ele e para os filhinhos da mamãe da sua escola. Queria apenas adiar os problemas, deixar passar os anos e desabafar com a mãe em casa.

Os filhinhos da mamãe que existem nas nossas escolas secundárias são assim mesmo. Cavaleiros brancos para pais e alguns professores, eles sofrem no banco da escola ou no ônibus quando voltam para casa. Não jogam bola, não se comparam com os amigos nos banheiros, não se metem com meninas nem desafiam os pais ou os professores. Não correm nenhum risco, ingrediente essencial para uma boa adolescência.

Mais tarde vão ser funcionários zelosos do partido que estiver no poder, visitarão os familiares no domingo à tarde e terão filhos ainda mais insípidos. No fundo, jamais perceberão o que significa a adolescência, a última possibilidade de saber o que é a vida.

Os cê-dê-efes

Têm 13 ou 14 anos e cursam a sétima ou a oitava série, só porque mais adiantados não lhes é permitido estar.

As suas notas são excelentes em todas as disciplinas, com exceção de Educação Física, em que só a custo e a pedido dos outros professores conseguem ser aprovados. Passeiam com os pais nos fins de semana, fazendo compras nos hipermercados ou exigindo jogos para computador nos shoppings. Criticam os irmãos mais velhos que não têm boas notas e acham perda de tempo brincar com os mais novos. São em geral gordos; outras vezes muito magros e cheios de espinhas. Vestem roupas fora de moda, escolhidas pela mãe na loja da esquina, com cores em que predominam o cinzento e o azul-escuro. Calçam sapatos pretos e odeiam tênis, sobretudo os de grife.

Na escola eles estão sempre muito atentos, mesmo quando a matéria é enfadonha e o professor, irritante. Não acham graça nas piadas dos colegas e nas provas cobrem o que escrevem para que ninguém copie e possam tirar a melhor nota. No fim da aula arrumam lentamente o seu impecável material, põem as várias canetas e marcadores em um estojo antiquado e guardam tudo numa pasta modelo anos 60. Então, ocorre um momento solene: depois de todos os colegas terem saído em tropel, encontram enfim a paz desejada para conversar com a professora. Exibem um caderno lindamente organizado e fazem perguntas cuja resposta já conhecem. Têm necessidade de que a professora demonstre preferência por eles e de que o intervalo passe depressa, para evitar o confronto com os demais alunos.

Tiram a nota máxima nas aulas de participação ou nos trabalhos de casa e são sempre os primeiros a, com o dedo em riste, defender a professora ou protestar contra aqueles "que não querem aprender". São bons em todas as disciplinas e dão sinais de que se tornarão administradores de sucesso, com montes de mestrados e doutorados.

O seu grande drama é o intervalo longo. Aí não há pergunta ao professor que preencha aquele tempo, e eles são forçados a ir até o pátio, de onde não lhes é possível fugir rapidamente a pretexto de um caderno esquecido. Fora da aula, as dificuldades começam. A escola está toda dividida em turmas, e eles não têm lugar em nenhuma. Não entendem nada de futebol nem de surfe, odeiam bandas de rock e os comentários sobre as noites de sexta-feira lhes revelam um mundo ameaçador que tentam desvalorizar. Como não raro são gordos e desajeitados, recebem apelidos terríveis, como balofo ou bola de banha. Se são rapazes, são olhados pelas mocinhas como seres assexuados e repelentes, só úteis para tirar dúvidas de estudo. Se são mocinhas, sofrem com a indiferença dos colegas e ficam com a amiga caridosa ou com a empregada.

Em casa, eles são exigentes e críticos. Têm grande intimidade com a mãe, que os ama-odeia e os superprotege. Com o pai, conversam sobre computadores e temas enciclopédicos. A família se orgulha deles porque são bons alunos, não exigem dinheiro nem pedem para sair à noite.

São os chamados cê-dê-efes, um grupo reduzido mas significativo de jovens no início da adolescência que freqüenta as nossas escolas de ensino secundário. Na infância, costumavam carregar os livros da professora e procuravam agradá-la com pequenos mimos.

É preciso esclarecer pais e professores (sobretudo estes) que tal comportamento, se mantido na adolescência, constitui um sinal de alarme. Nessa etapa de desenvolvimento, o estudo é importante, mas não é tudo. É necessário realizar com êxito as tarefas da adolescência: conquistar a autonomia pela mudança da relação com os pais e os companheiros, atingir a identidade sexual por meio de um processo complexo em que as experiências individuais e de grupo são fundamentais. Ora, um adolescente cê-dê-efe vai passando os anos com brilhantismo, *mas* não tem amigos nem namoradas, não se torna independente da família, não vive os valores dos seus pares, acaba triste e solitário em um canto do pátio ou na sala de casa comentando a telenovela com os pais.

Se o insucesso escolar é seguramente um sinal de que algo não vai bem com um jovem, os cê-dê-efes também merecem preocupação. É preciso urgentemente ajudá-los a estudar menos, a "curtir" mais a vida, a se integrar no grupo de jovens, a não ser tão competitivos, a ser mais solidários e alegres. A escola não deve ser só um lugar onde se estuda e se tiram boas notas, deve ser basicamente um local onde se aprende a viver.

A turma do fundão

Têm 16 ou 17 anos e repetem sem cessar a oitava série. São em geral rapazes, porque as moças são melhores alunas.

No fim do primeiro semestre, eles se encontram quase reprovados por faltas. Em pouco tempo esgotam a possibilidade de justificação, porque o amigo médico da mãe já passou atestados de mais e a direção da escola não cai na conversa. Então eles se esforçam um pouco para não faltar ou convencem a professora de que um pequeno atraso na primeira aula não é importante.

Sentam-se quase sempre na última fila das salas de aula, quando possível perto de uma janela. Se o professor não é enérgico, começam a apresentar comportamento típico de bagunceiros: barulho, piadas ininterruptas, papéis atirados para a frente, provocações aos alunos cê-dê-efes e aos professores.

Comparecem nos dias das provas, mas não raro entregam a folha em branco depois de cinco minutos. Desistem bem cedo de algumas disciplinas, como Inglês ou Matemática, e nas outras tentam obter a nota mínima para aprovação com base nos conhecimentos dos anos que repetem. Às vezes até fumam durante a aula, lançando a fumaça pela janela próxima, sempre estão mascando chiclete e de vez em quando enrolam um baseado. Interessam-se por *heavy metal*, um pouco por sexo e muito por gozar os colegas. São os carrascos dos bons alunos, aqueles que estão na primeira fila, participam nas aulas e são o orgulho da família. Procuram sentar-se atrás de um deles, para colar se ainda têm esperanças de passar ou para fazer barulho e impedi-lo de tirar boa nota.

Nos intervalos, esses rapazes vão para o banheiro fumar ou encostam-se nas paredes e mexem com as meninas que passam. Se vêem um menino bem-arrumado, logo vão despenteá-lo ou jogam-lhe os cadernos no chão. Olham para os professores de modo altivo e são peritos em provocar o medo em uma professora jovem ou inexperiente.

Em casa apresentam dois comportamentos possíveis. Ou se fecham no quarto para ouvir música alto e só saem para comer, ou, pelo contrário, passam a vida fora e só aparecem para dormir. Seja como for, não falam com ninguém e já não esperam que alguém fale com eles.

O ciclo se repete na escola. Estão tão distantes dos pais que às vezes mentem, dizem que tiraram notas razoáveis e até que passaram (conheci um rapaz que só após seis meses comunicou à família a sua reprovação no ano anterior), mas o fim do ano é o período pior. Quando os pais perguntam pelas notas, garantem que ainda não as receberam ou que falta fazer as últimas provas, que lhes vão permitir passar. Mas quase sempre são reprovados, prometem que no próximo ano o desempenho será melhor e depois tudo fica igual.

É importante refletir sobre o que se passa com esses jovens. O insucesso escolar deles é o insucesso também dos seus professores e dos seus pais, talvez de todos nós. Não faz sentido culpá-los, porque uma escola com alunos assim é certamente uma escola que falhou. Uma família em que não se conversa ou em que se mente por costume vai acabar mal. Mas não os desculpemos também. Não falemos de crise da adolescência. A maioria dos jovens chega ao fim do ensino fundamental sem grandes dificuldades e sem precisar estudar muito. Por isso, algo de patológico existe nesses rapazes do fundão.

A melhor forma de ajudá-los a vencer o insucesso escolar é fazer com que tenham uma experiência de sucesso. Não mudamos se estamos constantemente ouvindo que somos péssimos. Será que os rapazes do fundão não podem ser bons em alguma atividade? Se não estudam e tiram notas ruins, não vamos deixá-los logo desistir. Vamos conversar com eles. Será que podem ser bons nos esportes? No desenho? No trabalho comunitário? Num emprego de meio período, numa ocupação eventual? Então vamos estimulá-los a triunfar em algo, para que a sua auto-estima melhore um pouco e possam vencer o pesadelo das aulas.

E não será possível ao professor, em vez de considerar aquela uma "turma de loucos" (como dizia uma antiga professora minha), marcar uma reunião com dois ou três do fundão e perguntar o que pode fazer por eles?

A todos, pais e professores, faço um apelo. Não mandem esses rapazes ao psicólogo. Descubram a criança sorridente que eles perderam em algum momento na infância. Se o conseguirem, talvez eles já não queiram tanto ficar na última fila.

Rambos em casa, pigmeus na vida

Repetem a oitava série e ameaçam com freqüência interromper os estudos. Vestem-se de preto, usam brinco e botas pontiagudas. Hesitam entre o cabelo muito comprido ou cortado com máquina zero. Ouvem só *heavy metal* e fracassaram várias vezes na criação de bandas de rock. Ou não se interessam por política, ou são adeptos das idéias da direita. Oscilam entre a maconha e a heroína, que passaram recentemente a fumar e a chamar de "chinesa". Acham sinceramente que as mulheres são seres um pouco inferiores e um mal necessário. Deslocam-se em grupos barulhentos, muitas vezes motorizados e quase sempre agressivos. Nos bolsos levam papel de seda para enrolar um baseado e socos-ingleses para o que der e vier. Com o álcool mantêm uma permanente relação de amor-ódio de que não conseguem fugir.

Mas é no lar que eles realmente se revelam. São com freqüência os irmãos mais novos, em famílias em que os mais velhos saíram cedo de casa para fugir à confusão. A mãe é uma senhora obesa e deprimida que se queixa o tempo todo de cansaço e incompreensão. Passou a vida inteira lembrando as palavras da própria mãe, que não lhe aprovara o casamento com aquele homem que continua em silêncio ao seu lado. Há muito desistiu de ser feliz, sobretudo depois que a filha mais velha deixou de ser a sua confidente e saiu de casa.

Após mais um dia em seu emprego burocrático, o pai adormece em frente da televisão. Uma vez por mês encontra-se com uma antiga namorada em um pequeno apartamento. Para ele, os filhos sempre foram um estorvo, principalmente quando entraram na adolescência e começaram com a mania de ser independentes.

Nesse quadro familiar, esses jovens procuram ser os reis e os senhores. Faz mais de um ano que não conversam com o pai. Eles o chamam de "velho" e gritam "não enche!" diante de qualquer tentativa de diálogo. À mãe respondem com gritos e palavrões e já várias vezes a empurraram ou mesmo bateram nela. Os talheres de prata da Tia Zulmira há muito desapareceram para pagar uma dívida de droga e o dinheiro que a mãe costuma guardar em casa também desapareceu.

Gritam por tudo e por nada, saem e entram o tempo todo, nada têm para dizer e para ouvir. Dominam os pais pelo medo que provocam: se for preciso quebram tudo para obter o que querem.

São os Rambos domésticos, um grupo de jovens na fase média da adolescência que com freqüência levam a família a procurar ajuda psiquiátrica. Quando estão pela primeira vez perante um terapeuta, olham-no com desconfiança ou mesmo hostilidade. Reproduzem na sessão terapêutica o clima de intolerância que vivem em casa. Os pais desistem facilmente, acusando-os de mentir e dizendo que assim não vale a pena. O diálogo com essas famílias é difícil, os esforços dos terapeutas são constantemente desvalorizados por interrupções, comentários críticos ou apartes irrelevantes que impedem a comunicação. O psiquiatra tem de evitar a instalação de um clima de troca de acusações diante do jovem, promover a negociação das regras familiares, impedir os insultos e caminhar a passos muito pequenos porém seguros. O que fica combinado em um encontro terapêutico pode ser invalidado em casa ou adulterado antes da nova sessão.

O Vítor é um Rambo da Brandoa*. É o mais novo de três irmãos e tirou seis notas baixas no segundo semestre. Toda semana ensaia bateria na garagem do condomínio, sob protestos dos vizinhos. As portas de casa exibem marcas dos seus socos ou rachaduras dos seus pontapés. Numa sessão de terapia familiar, os pais relataram os conflitos terríveis que abalam a família desde que o menino se tornou adolescente. Mas o que mais me impressionou foi a depressão daquele jovem. A certa altura ele começou a chorar e disse que não sabia quem era: "Por que vivo chamando o professor de História de comunista se não entendo nada de política nem sei o que quero da vida?" Então o Rambo da nossa história se transformou em um ser frágil e sem defesa, perdeu toda a agressividade e humanizou-se.

* Bairro da Grande Lisboa (N.E.).

Alguns dos adolescentes que fingem estudar nas nossas escolas secundárias são falsos Rambos. No fundo, escondem o terrível vazio interior com um rancor permanente que não deixa ninguém se aproximar.

Que fazer, perguntam pais e professores? Tudo parece ter começado no momento em que pai e mãe perderam a condução do processo e permitiram que o pequeno Rambo invertesse a hierarquia familiar e passasse a fazer o que lhe apetecia. Ou quando o professor, a pretexto de uma abordagem pretensamente liberal, se deixou criticar em público de modo desrespeitoso.

Mas nunca é demasiado tarde. Custe o que custar, é preciso conversar com esses jovens. Dizer-lhes claramente que não permitiremos insultos, mas estamos dispostos a ouvir os seus problemas. Aos pais devemos perguntar por que se deixam bater. Explicar-lhes que na aula é o professor que coordena e na família são os pais que mandam. E sobretudo permitir que eles nos mostrem a sua angústia e a sua baixa auto-estima. São Rambos em casa, mas sentem-se pigmeus na vida. Precisamos, com urgência, descobrir a criança abandonada e agressiva que há dentro deles e ajudá-los a crescer para uma vida diferente.

2

Pais e adolescentes

Quando se fala com algumas famílias em que os filhos são adolescentes, os problemas parecem crescer dia a dia. Pais e filhos caminham cada vez mais para o desencontro, a perplexidade parece atingir a todos. Com freqüência há pedidos de ajuda a psicólogos e psiquiatras, tentativas de resolução da crise cada vez mais estranhas ou rupturas que podem se tornar definitivas.

O discurso oficial se mostra também muito interessante. Cada dia se fala mais de jovens e dos problemas da adolescência, mas, quando os mais novos tentam se organizar para tomar alguma iniciativa, encontram as maiores dificuldades. Numa cidade como Lisboa, promover um jogo de futebol em campo de grama é uma aventura dispendiosa, produzir um concerto de rock com bandas jovens se torna quase impossível, ocupar os poucos espaços para a prática de esportes das escolas públicas parece irrealista.

Os pais de adolescentes são aqueles que mais se confrontam com as dificuldades. Homens e mulheres de meia-idade, quase sempre muito ocupados profissionalmente, têm pouco tempo para estar com os filhos, num momento que exigiria uma presença mais intensa. Educados de modo geral sob modelos rígidos, em que eles como filhos tinham pouco espaço para emitir opiniões, confrontam-se agora com uma geração jovem habituada a discutir e a exigir sem medo. Mas muitas vezes é uma série de equívocos sobre a adolescência que torna essa época da vida tão complicada para pais e filhos.

O primeiro equívoco consiste em ignorar as transformações que a família tem experimentado. Todos parecem esquecer que parte dos pais de agora foram adolescentes no início dos anos 60, época em que se pretendia resolver qualquer problema indo para a rua de mãos dadas. Os pais deles (os avós dos atuais adolescentes) tinham convicções firmes, a sua palavra constituía aparentemente lei que os filhos receavam contestar. Apregoava-se a fidelidade conjugal, mesmo que o pai tivesse uma amante e a mãe um encontro secreto com o vizinho. A contracepção dava os primeiros passos e, por isso, as famílias eram numerosas, cheias de regras implícitas e de valores tradicionais. O pai não tirava férias nem a família curtia o sol na praia. No fim de semana todos iam à casa dos avós para almoçar ou ficavam em casa dormindo e se empanturrando com as iguarias maternas. Os pais determinavam quase tudo: quando os filhos saíam, quando estudavam e quando podiam "ir brincar", os assuntos falados à mesa ou nas "conversas sérias" com os filhos, muitas vezes a escolha da profissão dos descendentes e até mesmo a do futuro cônjuge. As famílias tinham limites hierárquicos definidos sem hesitação: quem mandava eram os pais e quem tratava dos assuntos dos filhos era a mãe, porque o pai só intervinha de vez em quando, a pedido, para dar uns tabefes em um filho malcriado ou para ter uma conversa de homem para homem sobre o custo-benefício da prostituição ou sobre a necessidade de manter a virgindade. Os rapazes dessas famílias hesitavam assim entre a ida ao bordel e a possibilidade de encontrar numa viagem uma francesa ou uma sueca que lhes acalmasse os ânimos sexuais. As moças tinham de se controlar e aprender a não ser "fáceis". Se o namorado avançasse quando a mãe afrouxava a vigilância, era preciso explicar-lhe que era melhor adiar a prova de fogo para depois do casamento religioso.

Nessas famílias pseudoperfeitas, guardiãs da moral e dos bons costumes, células-base do salazarismo*, não se falava nos temas difíceis de agora. Ninguém pensava que um filho não entraria na faculdade ou ficaria sem emprego, muito menos havia preocupações quanto à droga, ao sexo ou à violência. Os problemas que surgiam eram resolvidos no interior da família, às vezes recorrendo a um médico amigo ou um padre de confiança. Se os filhos tentavam sair dos trilhos, eram castigados com severidade e mandados para colégios internos sinistros. Os estudos eram tudo: os filhos da classe média tinham de chegar à universidade; quem era "fraco da cabeça" arranjava com facilidade um emprego numa repartição bolorenta ou, se fosse uma moça, ficava para tia ou como empregada da família. Em alguns casos mais endinheirados, existiam empregadas uniformizadas, com folga no domingo de quinze em quinze dias e direito a fruta ocasional no jantar, que às vezes ajudavam os rapazes a ultrapassar as hesitações da puberdade ou confidenciavam às meninas os seus encontros furtivos com soldados. Em famílias com menos posses, as mulheres cuidavam da casa, enquanto os homens batiam com os talheres na mesa pedindo a comida.

A família de hoje nada tem a ver com o que foi descrito acima. As mulheres passaram a trabalhar tanto ou mais que os ho-

* Regime ditatorial em Portugal. Antônio de Oliveira Salazar (1889-1970) governou o país de 1932 a 1968 (N.E.).

mens, porque, além da sua ocupação profissional, continuaram a cuidar da casa e dos filhos, embora com alguma colaboração do marido.

As pessoas passaram a casar-se por amor e a divorciar-se quando ele acaba, os filhos são planejados tanto quanto possível, a sexualidade já não é uma coisa suja de que não se deve falar e os estudos deixaram de garantir sucesso ou mesmo emprego certo. Os avós vivem até mais tarde. Às vezes não se sabe o que fazer com eles, outras vezes dão uma boa ajuda à família, agora menos numerosa.

A vida sexual dos filhos é valorizada e começa em geral mais cedo. Não se manda calar facilmente um adolescente quando ele exprime a sua opinião, às vezes há discussões em casa e ninguém consegue impor o seu ponto de vista. Os jovens lêem menos, mas sabem mais da vida; os pais são mais sinceros para com os filhos e ouvem críticas diretas ao seu comportamento. A família não é, assim, uma célula indestrutível, mas um espaço emocional no qual cada um procura crescer e individualizar-se.

Impressiona ouvir dizer que as famílias de hoje têm mais problemas. Como é possível fazer a comparação, se antes não se falava deles? Talvez a sociedade atual seja mais exigente e se viva de maneira mais intensa, mas é fundamental perceber que a família se modificou muito. Os filhos ganharam mais poder, são mais livres para exprimir os seus valores, mas sobretudo o que mudou foi o "quero, posso e mando" dos pais das gerações anteriores.

O segundo grande equívoco sobre a relação pais e filhos adolescentes está relacionado com a velha crença de que, para compreender o que se passa com a nova geração, é preciso lembrar a nossa adolescência. Quem pensa assim esquece que os adolescentes de agora nada têm a ver com os do tempo dos seus pais –

não só pelas modificações da família já referidas mas também pelo que significa ser adolescente hoje. Os jovens de agora são mais capazes de discutir e enfrentar os problemas, mas ao mesmo tempo o aumento da escolaridade faz com que permaneçam mais tempo sob a dependência dos pais. A cultura juvenil está alicerçada em valores e experiências totalmente diferentes daqueles da geração anterior e o cotidiano adolescente é vivenciado de outra forma. Vive-se muito mais o momento, os tempos livres têm outra dimensão, a música e a noite ganharam grande importância. Esquecer isso e persistir na célebre frase "no meu tempo..." é contribuir para dificultar o diálogo entre pais e filhos, porque na realidade os tempos são bem diferentes e, por isso, não suscetíveis de comparação. Quem tem filhos adolescentes sabe bem que as recordações da própria adolescência surgem com freqüência, mas elas não devem obscurecer a necessária observação e confronto recíproco que pais e filhos necessitam fazer constantemente nessa época da vida. Que haverá em comum – afora a transformação biológica – entre os adolescentes dos anos 60 e os de agora? Se pensarmos no vestir, na alimentação, no comportamento amoroso, na importância dos amigos, na maneira como vivem a noite e as férias, no poder na família, vamos notar que é tudo tão diferente que a comparação, além de inútil, pode ser prejudicial.

O terceiro equívoco diz respeito ao que é normal ou patológico na adolescência. Todos os dias vemos que se identifica erradamente turbulência juvenil com perturbação mental ou, pelo contrário, que se considera próprio do adolescente de hoje um comportamento francamente desorganizado, às vezes mesmo característico de uma psicose. Nessa área, não se pode dizer que os estudos clássicos de psicologia da adolescência tenham contribuído para o esclarecimento do problema. Em 1958, Anna Freud escrevia: "Ser normal durante a adolescência é, em si mesmo, anormal" (*To be normal during the adolescent period is by itself abnormal*), para certamente acentuar a intensa perturbação psicológica que os autores antigos entendiam ocorrer na adolescência.

Essa idéia influenciou fortemente o pensamento dos especialistas em saúde mental sobre a adolescência e, mais grave ainda, fez com que esse período fosse considerado tumultuoso por pais e professores, com conflitos inevitáveis e tensões constantes. É por isso que se fala em "crise" a propósito de tudo o que diga respeito a essa etapa do ciclo da vida. A excessiva atenção sobre a psicologia adolescente, sob o ponto de vista de um período considerado de perturbação, contribuiu decisivamente para a distância entre as gerações e fez considerar a adolescência uma época estranha em que as diversas idades se digladiam, sem jamais conseguir entender-se. Na linguagem comum, a palavra crise está claramente ligada à idéia de dificuldade e de problemas graves. Aplicada à adolescência, a expressão "crise da adolescência" só pode ser entendida no sentido etimológico da palavra, que é o de "mudança brusca de temperatura".

De fato, o termômetro familiar sobe durante essa época, mas na maioria dos casos isso não significa sérias perturbações. Diversos estudos epidemiológicos têm demonstrado existirem várias evoluções no comportamento psicossocial juvenil, que oscilam entre um processo turbulento – minoritário – e uma passagem para a idade adulta sem problemas significativos, na maior parte dos casos. No meio dessa divisão, surgem algumas situações de perturbação passageira, por vezes intensa, mas que não afeta o processo de autonomia que mais tarde vai conduzir à idade adulta. Podemos, assim, afirmar que a maioria dos jovens ultrapassa a adolescência sem transtornos emocionais graves, embora com dificuldades pontuais que necessitam toda a atenção. Como já tenho afirmado, sabe-se hoje que apenas cerca de 20% dos jovens têm distúrbios psicológicos sérios, que merecem tratamento especializado por profissional com experiência no campo. Então será fundamental estar atento aos problemas do dia-a-dia juvenil, distinguir o normal do patológico e reservar a intervenção dos psiquiatras apenas para os quadros claramente patológicos, como, por exemplo, a dependência de drogas, o alcoolismo, tentativas de suicídio, depressões e psicoses, situações que podem eclodir nesse período.

Podemos considerar o quarto equívoco a idéia de que pais e filhos adolescentes devem estar de acordo e ter a mesma visão do mundo. Do meu ponto de vista, essa expectativa não faz muito sentido. A separação de gerações é um dos traços essenciais da família saudável. Então é desejável que em uma família haja opiniões diferentes e confronto de idéias.

É insensato supor que um pai de 40 anos e um filho adolescente compartilhem as mesmas idéias sobre o amor e a sexualidade, os divertimentos ou a hora de dormir. Mas é desejável que possam discutir as suas opções – e, se vivem sob o mesmo teto, terão de negociar um modo de vida que dê a todos o melhor bem-estar possível. Impressiona encontrar famílias em que filhos e pais brigam, cada um para fazer impor o seu ponto de vista, e nas quais alguém acaba por fazer a vontade do outro, não porque seja levado a concordar, mas apenas para não agravar as tensões familiares. À nova geração compete inovar, lançar idéias criativas, contestar; à geração dos pais compete estabelecer limites, esclarecer e criticar também. Uma família evolui se não permanecer isolada: se conseguir estar aberta ao mundo exterior e receber de fora e de dentro os estímulos necessários para poder mudar. É essencial então que todos se possam fazer ouvir, mas cada um deve falar por si e ter idéias próprias, porque o todo não é igual à soma das partes e uma família não é igual à soma dos seus elementos. Também é importante não esquecer o percurso individual de cada membro: pai e mãe vêm de sistemas familiares diferentes, cada qual com a sua cultura, os seus hábitos e o seu clima afetivo, e vão reunir-se para formar uma nova família. Muitas vezes, no início da relação, ambos lutam para impor o seu modelo, que, na melhor das hipóteses, poderá ser uma síntese dos modelos de origem. Mas, mesmo quando o casal se mantém naquele equilíbrio algo instável que caracteriza a relação conjugal dos nossos dias, a história de cada filho é diferente. Nasceu em um momento particular da vida da família, estabeleceu relações diversas com os genitores e viveu acontecimentos específicos que vão modulando a sua maneira de ser.

Não há, então, dois filhos iguais, mesmo quando são gêmeos. Por isso a sua forma de reagir e os seus valores, embora possam ter pontos comuns em grandes princípios, divergem pelo menos nos detalhes. Uma família vai assim sofrendo duas grandes mudanças. Por um lado, como um todo e por meio da modificação das suas regras, vai adaptar-se às mudanças do ciclo da vida familiar; por outro, através da história da vida de cada membro, vai permitir que cada um se diferencie e possa um dia partir sem ter vontade de voltar.

É na adolescência dos filhos que muitas vezes são postos em evidência falsos equilíbrios familiares, obtidos à custa de concessões e mentiras freqüentes, possíveis devido ao pouco poder da geração mais nova. Quando os filhos ultrapassam a puberdade, entram em contato com o mundo exterior e trazem para a família a inovação e o desafio, agora já possuídos de mais força e menos temor, e os pais confrontam-se com alguns falsos compromissos que assumiram. Uma família em crise reage à mudança tornando mais rígidas as suas regras de funcionamento, o que quase sempre leva também a um endurecimento do comportamento dos que pretendem a inovação. É então que muitas vezes cada geração tenta impor os seus pontos de vista, sem conseguir negociar, isto é, ouvir o outro e encontrar uma solução conjunta.

A história individual de cada membro da família deve pressupor também que não é possível todos fazerem as mesmas coisas. Os papéis familiares precisam de flexibilidade, para evitar repetições ou padrões de bode expiatório. De um rapaz de 18 anos, por exemplo, não se pode exigir que acompanhe sistematicamente a irmã de 12 anos, visto que se encontram em estágios de evolução diferentes.

Conheci uma família em que, na ânsia de serem justos, os pais desprezavam as diferenças de cada um dos filhos e, inconscientemente, aumentavam a sua rivalidade. Compravam caixas iguais de cereais, onde colocavam etiquetas com o nome dos filhos, mesmo quando um deles preferia outra marca. Vestiam os dois rapazes com roupas muito semelhantes, davam-lhes sempre presentes de Natal equivalentes e permitiam só entradas e saídas à mesma hora, esquecendo que um tinha 17 anos e o outro 13, devendo portanto ter necessidades e regras diferentes. Uma das dificuldades do filho mais velho – aquele que motivou a consulta – residia justamente numa profunda sensação de injustiça em relação aos membros da sua família. Sentia que o irmão era superprotegido e obtinha regalias excessivas, enquanto ele próprio se considerava vítima de injustas discriminações. Para ele, não fazia sentido que o irmão o acompanhasse à danceteria na sexta-feira à noite, ou que tivesse de se deitar durante a semana às 10 da noite, porque essa era uma regra adequada apenas para o irmão. Durante a adolescência, foi desenvolvendo uma visão negativa de si próprio e baixa auto-estima. Esse quadro, exacerbado por uma ruptura afetiva, o conduziu diretamente à depressão e a idéias de suicídio, que exigiram intervenção psiquiátrica.

A terapia familiar dessa situação começou muito simplesmente por ajudar as pessoas envolvidas a compreender que uma família que se preocupa em excesso com a justiça não é uma família justa. Na ânsia de serem equilibrados, os pais estavam inconscientemente provocando sensações de injustiça e discriminação que de fato não pretendiam. O filho mais novo gozava de privilégios incompatíveis com a idade e o papel familiar e o mais velho vivia angustiado contra si próprio numa época da vida que deveria ser de prazer e de descoberta. O processo terapêutico permitiu a todos perceber que uma família é um espaço emocional com bons e maus momentos e em que é fundamental compreender que cada um precisa fazer ouvir a sua voz, mesmo sem concordar com o clima dominante, porque essa atmosfera não pode ser única. É necessário coesão familiar, mas não é menos necessário o espaço individual dos integrantes.

O quinto equívoco na relação com os filhos adolescentes consiste em não entender que durante essa fase eles deixam de pertencer aos pais. Durante a infância, é fácil dar-lhes ordens, controlá-los, de certo modo decidir o dia-a-dia deles, pelo menos nas pequenas coisas. Quando uma criança corre numa praia, o pai pode chamá-la e exigir que fique quieta e, de acordo com as famílias e a sua maneira de ser, usar métodos persuasivos pelo diálogo ou usar a força. Quando um filho pede para ir à casa de um colega para uma festa de aniversário, a mãe pode recusar, simplesmente porque não lhe agrada levá-lo ou porque o menino não é de família recomendável.

Quando um garoto quer ir jogar futebol e com isso atrasar os trabalhos de casa, os pais pura e simplesmente não deixam e não há maior problema (a não ser aquilo que se vai formando na cabeça de cada um dos envolvidos). Quando por fim os argumentos lógicos estiverem esgotados, os pais poderão dizer "é assim porque eu quero" ou "filho és, pai serás" (conforme os estilos) e imporão as suas decisões com relativo sucesso.

Na adolescência atual, a lei da força não conduz a bons resultados. Uma adolescente trancada em casa para não se encontrar com o rapaz com quem anda acabará mais cedo ou mais tarde saindo pela janela ou por meio de um estratagema qualquer. Já não são fáceis os acordos para férias e fins de semana, os gostos da família deixaram de ser unânimes e os filhos não aceitam com docilidade pontos de vista opostos aos seus. Os adolescentes são às vezes mais dos namorados, dos amigos, dos concertos de rock ou do futebol do que da família. Sobretudo deixam de pertencer aos pais, porque o seu poder aumentou e a sua ânsia de serem independentes faz considerar tantas vezes como intromissão uma simples aproximação da mãe. Para os pais, esse é um momento em geral doloroso, sentir que o seu poder diminuiu e o seu papel parece ser menos importante. Mas é fundamental que compreendam que se trata de uma nova etapa da vida, na qual seguramente a sua presença é tanto ou mais necessária que na infância.

Os filhos, a partir da adolescência, fazem novos investimentos, muitos deles centrados fora da família, o que não quer dizer que os pais não tenham lugar.

O seu papel agora é o de estar atentos, de mobilizar sem dirigir, de apoiar nos fracassos e incentivar nos êxitos: em suma, estar com eles e respeitar cada vez mais a sua individualização. E desejar que os filhos passem sobretudo a pertencer a si próprios.

3

Momentos decisivos

No equilíbrio difícil, mas fascinante, que caracteriza a relação entre pais e adolescentes existem ocasiões da maior importância que podem vir a condicionar a futura interação entre as gerações. Infelizmente não é possível descrever todos esses momentos, porque são típicos de cada família e de cada adolescente, mas talvez seja bom enumerar algumas situações características que podem servir de referência.

Ao contrário do que às vezes se afirma, não é o surgimento de um comportamento mais ou menos turbulento que definitivamente caracteriza a adolescência. E é muito interessante verificar como essa idéia prevalece no espírito dos pais, médicos e professores. Em um recente curso para clínicos gerais/médicos de família, perguntei o que achavam ser típico da adolescência. Muitos falaram de crise, da contestação, do conflito entre pais e filhos, da sexualidade e de outros temas, mas quase ninguém se referiu a esse período como uma simples etapa do desenvolvimento que leva à idade adulta e cuja questão essencial é a autonomia. No entanto, a independência e a formação de valores que significam o fim da adolescência nem sempre são obtidos de modo contínuo. Pelo contrário, ocorrem ao longo de um processo que tem avanços e recuos e é pautado por ocasiões decisivas. Não me refiro a acontecimentos biológicos por demais citados, como as manifestações da puberdade ou a capacidade de ficar sozinho em casa, mas algo mais sutil que marca inexoravelmente o caminho da autonomia e sobretudo pode chamar a atenção, como escrevi antes, para o fato de o adolescente deixar de pertencer aos pais.

Refiro-me a uma série de comportamentos por vezes de difícil percepção para os pais, mas da maior importância para o adolescente.

É aquele momento em que o jovem aceita a contragosto ir ao passeio de domingo à casa da avó ou, pela primeira vez, quer ficar até mais tarde na cama e não vai dar uma volta com os pais antes do almoço de sábado. Também pode ocorrer quando começa a deixar de lado as calças ou a camiseta que a mãe tão devotadamente escolheu em um shopping, cheia de boas intenções e quase com a certeza "de que ele vai gostar". Ou quando com discrição ou mesmo com força empurra a mãe se ela o beija, ou se ri com ar um pouco arrogante do leite que a irmã mais nova continua a exigir antes de ir para a cama. Também pode ser quando ele olha com ar crítico porque o pai usou uma gravata que considerou feia ou apreciou um filme ultrapassado, ou admirou um político que a juventude odeia. Mas pode surgir na forma de uma aliança inesperada, como aquele adolescente um pouco distante do pai que lhe sorria com ar cúmplice quando a amiga maçante da mãe telefonava. Às vezes, o salto para a autonomia surge em um comentário diferente sobre uma reportagem do noticiário ou após uma mudança na vida da vizinha que enfim se juntou ao dono da tabacaria, ou ainda quando de repente deixou de acreditar em Deus ou ameaçou não ter entusiasmo pelos estudos. Pode ser ainda quando ele rejeita o refrigerante doce e prova a cerveja ou o vinho dos pais, quando ela experimenta uns brincos da mãe e já não se senta no colo do pai, ou quando irmão e irmã se fecham no quarto em conversas intermináveis que os pais não devem ouvir. (Espero que não façam como aquele pai que instalou um microfone invisível no quarto dos filhos para saber sempre o que eles pensavam.) Pode ser quando propõem outras sugestões para férias, anunciam que namoram uma moça ou rapaz que os pais não suspeitavam ou usam tênis a que pela primeira vez tiraram os cadarços.

Esses momentos decisivos podem surgir de forma ainda mais indireta. Podem traduzir-se por um olhar diferente, meio caminho andado entre Arnold Schwarzenegger e Richard Gere, quando o rapaz chega em casa depois da primeira experiência sexual. Ou quando a moça parece regressar ao passado e conta uma história, como se fosse um filme, em que uma jovem engravida, ela que afinal está a encarrar a possibilidade de ter um filho do rapaz com quem anda. Por vezes aparecem sob a forma de um comportamento inesperado, quando ele, até então ativo e esportista, permanece deitado num sofá, vagamente a ver televisão; ou quando ela, habitualmente colaboradora da mãe nas tarefas domésticas, reage com agressividade a um pedido para tirar a mesa.

Como tantas vezes na adolescência, não é possível descrever uma espécie de receita em que figure o comportamento-resposta que os pais devem ter nesses momentos. O importante é não deixá-los passar em branco, sem mostrar ao adolescente que se registrou essa pequena mudança. Estou convencido de que muitas dessas atitudes dos filhos são justamente (e inconscientemente) para que os pais as detectem, são apelos indiretos ou formas sutis de tentar uma aproximação ou uma confidência. O que os pais podem fazer é não ter pressa, ficar no quarto ao lado à espera de que o adolescente vá procurá-los, convidar para um café juntos ou, delicadamente, propor uma conversa calma.

Quando um adolescente dá evidentes sinais de aborrecimento ou de depressão, quando os estudos são deixados de lado e cada vez eles se levantam mais tarde e faltam às aulas, é importante ir em busca de alguns dos sinais que descrevi e tentar conversar. Na língua inglesa há uma palavra de difícil tradução: *nagging*, que significa aquele martelar constante de gritos, recriminações e ameaças característico de tantos pais na sua interação com os filhos, adolescentes com problemas. O *nagging*, que se pode traduzir por ralhar constantemente, leva a respostas simétricas dos jovens, fazendo subir a discussão familiar a níveis elevados de discórdia e protestos. Às vezes tudo começa logo cedo, quando a mãe vai chamar o filho que teima em não se levantar, prolonga-se pelo café-da-manhã não tomado por falta de tempo ou porque a ressaca da véspera deixou um gosto ruim na boca e continua com o regresso a casa do filho, depois de aulas às quais faltou ou onde esteve pouco atento. O pai junta-se às vezes ao *nagging*, os irmãos podem ajudar nas críticas e então toda a família parece censurar o adolescente, num contexto cada vez mais acusatório. Nos dias de hoje, em que os adolescentes detêm mais poder na família, o *nagging* conduz inevitavelmente a respostas violentas e agressivas dos filhos, com a conseqüente ruptura do diálogo familiar. É nessas circunstâncias que com freqüência a família envia o adolescente para o psicólogo ou para o psiquiatra, por considerá-lo doente e desequilibrado.

É essencial que o especialista em saúde mental não se precipite em concordar na definição do problema que o pai e a mãe fazem quando ele se vê confrontado com uma situação desse gênero. Uma entrevista familiar bem conduzida, em que filhos e pais podem fazer ouvir as suas opiniões sem interrupções e com o respeito que a presença do profissional garante, pode ser o ponto de partida para o restabelecimento de uma comunicação familiar mais positiva, em que o padrão do bode expiatório desapareça.

Se a intervenção psicológica não se segue a uma correta e ampla investigação sobre as diversas forças presentes, o tratamento individual do adolescente arrisca-se a não ter êxito, ou pelo menos a ser usado como arma de arremesso entre os membros da família. É o caso daquele pai que dividia a família em duas partes, de um lado ele e a filha mais nova, os saudáveis, do outro a mulher e a filha mais velha, as doentes, pelo fato de ambas já terem feito tratamento psiquiátrico. Quando se reuniu essa família numa entrevista de orientação sistêmica, logo foi possível verificar que tal divisão era profundamente artificial. O que estava doente era o conjunto, os papéis de cada um e as suas expectativas, bem como as regras e a comunicação na família. O comportamento sintomático da mãe e da filha mais velha correspondia à ruptura do elo mais fraco de uma cadeia sem grande chance de sobreviver sem mudança.

Evitar o *nagging* constitui um momento decisivo entre pais e filhos. Ninguém pode mudar o seu comportamento sem estímulo, e um adolescente que se sente vazio, odeia a escola e não consegue conversar com os pais se sentirá cada vez pior se for constantemente bombardeado com comentários críticos. O *nagging* nada tem a ver com as advertências que são absolutamente necessárias e fazem parte do processo educativo. Sobretudo os pais não podem impedir-se de dizer o que pensam quando discordam dos filhos, mesmo que essa divergência possa magoá-los. Pontos de vista diferentes são estimulantes numa família, desde que enquadrados em uma atmosfera de afeto e confiança mútuos.

Talvez seja agora o momento de analisar algumas das situações do cotidiano dos jovens que podem conduzir a conflitos.

Acordar ou deixar dormir?

A certa altura da adolescência, pode surgir essa questão aparentemente simples, mas que às vezes leva a conflitos entre pais e filhos.

Filipe tem 16 anos e está no segundo colegial. Está muito hesitante sobre se a escolha de uma área de Administração foi uma opção correta. A Matemática e o Cálculo Financeiro não o entusiasmam e agora que namora a Rita agrada-lhe faltar às aulas e ficar no café perto da escola. Às vezes sai à noite. De início pensa em só dar umas voltas, mas vai ficando, naquela coisa de "não fazer nada" que considera ser a verdadeira graça da vida. Agora que já não se costuma sair na sexta-feira e está mais na moda ir dançar na quinta, como vai acordar às 7 para estar naquele velho e feio colégio às 8 horas?

Quando chega em casa depois de um certo excesso de cerveja, deixa um bilhete ao pai e à mãe para que o acordem a tempo. Mas no dia seguinte, quando a mãe entra no quarto, está morto de sono e não atende ao chamado. A mãe hesita entre dois comportamentos extremos: chamá-lo quinhentas e vinte vezes, num crescendo de impropérios que vão de preguiçoso a vadio, passando por desgraça de filho ou parasita; ou então chamá-lo apenas duas vezes e depois ir cuidar da vida.

É estranho como em muitas famílias com adolescentes não existe no quarto dos filhos um objeto simples chamado despertador. Pais e filhos parecem preferir esse *nagging* matinal à responsabilidade de cada um tratar do próprio despertar. Em sessões de terapia familiar, costumo propor o uso do tal objeto como recomendava o meu irmão, bem longe da cama, em cima de um prato de sopa, para que o barulho vibratório arranque o adolescente do sono pesado. Mas nem sempre tenho sucesso, porque para algumas famílias a guerra matinal é o estímulo essencial para não morrer de tédio.

Os pais interrogam-se muitas vezes sobre a conduta a tomar. Então vamos deixar o Filipe dormir até as tantas e faltar às aulas? Como eu posso fazer um vagabundo daqueles se levantar? E como consigo proibi-lo de sair à noite, se pura e simplesmente ele bate a porta e vai embora? Mas a questão é de fato outra. Ninguém vai para a escola porque os pais obrigam, se isso não faz nenhum sentido para o filho. Então, o acordar é assunto de cada um. Pai e mãe podem estimular, se quiserem chamar uma ou duas vezes e, acima de tudo, tentar compreender o significado desse comportamento. Na adolescência, é mais importante perguntar a um filho "para quê?" do que "por quê?". O que significará realmente ficar dormindo se as aulas são de manhã?

Tudo pode ser diferente no fim de semana, quando talvez seja saudável que também os pais durmam até mais tarde. Mas sobretudo não será melhor conversar na véspera sobre a hora de acordar do dia seguinte?

Em certas famílias mais afetuosas, a mãe gosta de acordar os filhos e ter com eles um momento de conversa. Conheci uma moça que até casar foi acordada pela mãe, com o delicioso ruído da colher mexendo o café com leite. Nesses raros casos, a hora de acordar pode ser agradável e um estímulo para o dia que começa. Mas infelizmente não é comum esse modelo. Para que não se comece mal o dia, defendo que os filhos devem desde muito novos ser responsáveis por tarefas que lhes dizem respeito diretamente.

A dúvida de pais e educadores é também esta: se eles não se levantam, assistiremos sem nada fazer à lenta agonia da sua vida escolar? Claro que não. O insucesso escolar é uma questão complexa que será abordada em outro capítulo deste livro. Mas insisto que a batalha pela ida às aulas não pode ser travada minutos antes da hora de ir para a escola, mas em outro local e em outras condições. Será que o estímulo positivo não funciona melhor?

Faltas às aulas

Há adolescentes sem imaginação que nunca faltam às aulas. No meu tempo do velho Liceu Pedro Nunes, fugíamos da Mocidade Portuguesa* – a que chamávamos de Bufa –, para jogar bilhar no Jardim Cinema ou para ver as moças no Maria Amália ou no D. Leonor**. Hoje os jovens gostam ainda menos da escola e por isso às vezes ficam simplesmente pelos cafés da esquina ou vão até outro local onde têm amigos ou se joga futebol. Concertos de rock, preparação de festas de aniversário, primeiras experiências afetivo-sexuais ou puro aborrecimento são outros pretextos para faltar às aulas. Não aparecer de vez em quando na escola pode até ser saudável, sobretudo se se vai fazer outra coisa melhor. Mas é evidente que em muitos casos a fuga à rotina escolar é um dos sinais de alarme na adolescência. Trata-se de situações em que o jovem rapidamente atinge o limite das faltas e o amigo médico dos pais se recusa a passar novos atestados. Talvez a escola pudesse fazer mais qualquer coisa por esses alunos, além de enviar avisos para casa que às vezes nem chegam aos pais. Não seria possível alguém encarregar-se de conversar com aquele

---

* A Mocidade Portuguesa, criada em 1937 por Salazar, era uma organização pré-militar para a formação ideológica da juventude (N.E.).

** Maria Amália e D. Leonor são escolas secundárias em que, antigamente, só havia alunos do sexo feminino (N.E.).

aluno que anda a "sozinhar" pelos cantos – como diria Mia Couto* – e acumula faltas em dias de prova?

Sempre me chamaram a atenção os pais que ocupam as reuniões com professores perguntando pelas faltas dos filhos, às vezes surpresos com o seu número e ocasião. São oportunidades perdidas de diálogo entre pais e professores, pois outros assuntos mais importantes poderiam ser debatidos. As perguntas dos familiares dos alunos mostram em geral a dificuldade de diálogo entre pais e filhos e como a mentira e a dissimulação se instalaram em casa. Há uma única maneira possível de lidar com esse problema: pura e simplesmente confrontar o filho com as faltas, primeiro sem crítica, apenas com espanto e desejo de cooperar. É preciso ser tolerante com uma falta ocasional, mas firme diante de uma sucessão de ausências.

É importante também falar com o inspetor de alunos, embora pessoalmente eu seja pouco crente nessa figura de contornos e poder indefinidos. É curioso verificar então que a agressividade excessiva mostrada em casa pode corresponder a um período de intenso mal-estar que as faltas escolares objetivam. Será então possível, a partir desse fato concreto, estabelecer uma conversa sobre a vida do adolescente e as dificuldades do processo de desenvolvimento. Mais uma vez é preciso perceber que nenhum adolescente dos nossos dias vai passar a ser assíduo só para que o pai não o critique pelas faltas. O estímulo e o desejo de compreender o que não vai bem são a única forma de ultrapassar esse problema.

* Escritor moçambicano conhecido pela renovação do português (N.E.).

Refeições

As famílias de hoje dispõem de pouco tempo, algo que todos sabemos. Infelizmente são cada vez mais raros os momentos em que todos se reúnem à volta de uma mesa só para conversar ou partilham com alegria uma refeição conjunta.

Em família com adolescentes, quando os filhos começam a receber telefonemas e pedem para sair à noite, a refeição passa a ser rápida, mero pretexto para engolir qualquer coisa às pressas. Se por acaso os pais não têm muito a dizer um ao outro, se a convivência conjugal foi feita de silêncios, segredos e não-ditos, a situação agrava-se. Instala-se então aquilo que designei como "síndrome das bandejas", complexo conjunto de sintomas familiares caracterizados por: *a*) todos jantam sozinhos e em hora diferente; *b*) a refeição, constituída sobretudo por alimentos de alto valor calórico e preparo rápido (hambúrgueres, refrigerantes, cachorros-quentes, pizzas encomendadas pelo telefone e trazidas por outro adolescente), é colocada por cada elemento da família em uma bandeja individual; *c*) as bandejas são transportadas para diferentes lugares da casa; em geral os filhos a levam para o quarto e o pai come na sala; *d*) como a mãe é freqüentemente obesa, pode não fazer a própria bandeja, e portanto não comer, ou alimentar-se apenas a partir de um prato de comida frugal, como salada.

O quadro da síndrome é acompanhado por sugestivos ruídos de fundo: telenovela brasileira para a mãe, farfalhar de jornal para o pai, Iron Maiden e Sepultura para os filhos, silêncio para o gato, a quem já ninguém liga.

Nessas famílias a intimidade foi perdida, a capacidade de expressar sentimentos é cada vez menor e a possibilidade de partilhar os bons e os maus momentos fica mais remota. A síndrome das bandejas permite então que a família continue a fingir que está unida, ao mesmo tempo que possibilita a cada um algum espaço para si próprio, essencial para a sobrevivência psicológica. A situação pode, contudo, agravar-se. Os adolescentes podem refugiar-se cada vez mais no quarto ou em casa de famílias amigas, o pai e a mãe podem ter seus conflitos acentuados e caminhar para o divórcio. A família deixa então definitivamente de ser um espaço emocional em que existem pontos de referência, para ser apenas um conjunto de pessoas em busca de si próprias. Quando me aparece um adolescente com problemas ou uma família com dificuldades, vou à procura da síndrome das bandejas. Está quase sempre presente, mas ninguém parece darse conta. A pior coisa que pode suceder em uma família é cada um não ver nem ouvir o outro, as pessoas se transformarem em quadros amarelecidos nas paredes para onde ninguém olha. Tanto faz que estejam ou não todos presentes, haverá sempre um hambúrguer congelado à espera da bandeja. O meu primeiro gesto terapêutico nesses casos é pedir aos familiares que tentem jantar juntos uma vez por semana. Sem telenovela, com toalha posta e uma simples comida, em uma hora previamente combinada que contemple todas as pessoas. Talvez a mãe ainda faça a maior parte do trabalho, mas o pai e os filhos pelo menos podem pôr e tirar a mesa. Será então possível que a família pressinta, muitas vezes com a satisfação da descoberta, como é bom falar uns com os outros, saber como foi o dia de cada um, rir daquelas brincadeiras que só em casa existem. Em suma, estar juntos.

Em famílias menos disfuncionais não há a síndrome das bandejas, mas as refeições em conjunto não são freqüentes ou, quando acontecem, há silêncios que se ouvem. A televisão ajuda a preencher o vazio que há muito se instalou na casa. Os filhos adolescentes passam por diversas fases. Primeiro depositam alguma esperança na possibilidade de falar com os pais e com os irmãos naqueles momentos do jantar, mais tarde se refugiam também na televisão ou comem às pressas (quase sempre pulando a sopa e a sobremesa) para correr para o quarto ou para a rua. Não é raro, no início ou na fase média da adolescência, haver um momento de tensão, quando o rapaz provoca o pai com certos assuntos ou a moça se confronta com a mãe por motivo aparentemente insignificante. Se os pais conseguirem ultrapassar esse obstáculo momentâneo e ampliarem o foco das conversas, o jantar pode ser um momento fundamental de convívio familiar e de referência no desenvolvimento dos jovens.

É importante que, dentro do possível, os encontros para as refeições se ritualizem um pouco, ou seja, que aconteçam em hora e local previamente definidos e do agrado de todos. Conheço uma adolescente que se queixava de que o atraso sistemático dos pais, no almoço de sábados e domingos, contribuía para a desorganização dos seus fins de semana. Os pais argumentavam que se levantavam cedo todos os dias e precisavam dormir até mais tarde, mas o fato é que ninguém lucrava com a falta de método que fazia com que todos perdessem tempo. Numa sessão de terapia familiar foi possível dar a palavra a cada um e combinar horários; porém, no sábado de manhã ficou ajustado que as pessoas comeriam em horário diferente, dada a impossibilidade de acertar uma hora comum. Não é assim forçoso que uma família esteja sempre junta. Na adolescência, é fundamental que o sistema familiar se reorganize para possibilitar um maior espaço individual do jovem ou a mudança necessária dos pais. E é desejável que haja programas diferentes numa família, que às vezes os pais possam sair para visitar um familiar ou amigo, ou os filhos irem a uma festa de aniversário ou ficarem na casa do namorado. Tudo pode ser conversado e combinado, sem perder de vista que no momento atual não abundam as ocasiões em que a família pode conviver. Por isso, às vezes é bom dispensar a pizza na casa da namorada ou o almoço de trabalho, para que se possa estar em casa na hora das refeições.

Em certas famílias, as refeições são um martírio. Em alguns casos porque não há nada para dizer, em outros porque está presente uma patologia do comportamento alimentar que exige abordagem terapêutica. Em casos de obesidade grave, anorexia nervosa ou bulimia, é necessário procurar ajuda de fora para vencer o calvário alimentar.

Em outro capítulo deste livro será contada a história da Carla. São nela visíveis os conflitos sobre a alimentação, que tantas vezes aparecem no lugar de outros relacionamentos mais próprios da adolescência.

Será que não é possível dar um jeito e desligar a televisão?

Danceterias e saídas à noite

Para o adolescente de hoje, sair à noite por algum tempo e, sobretudo, ir pela primeira vez a uma danceteria representa um importante passo para a idade adulta. Tudo começa pelo período de tempo maior que se fica na casa de um amigo, depois é a festa de aniversário que acaba um pouco mais tarde, até se chegar à grande noite.

Tudo agora parece convergir para "aproveitar a noite". O cinema é melhor à tarde, a casa dos amigos sabe bem quando os pais deles não estão e se pode invadir a cozinha e a adega.

A danceteria é importante sobretudo na fase média da adolescência, quando é necessário demarcar o território juvenil e dar sinais de autonomia diante dos pais. No caminho para a independência, a cerveja, as primeiras experiências amorosas, a Mobylette e mais tarde a carteira de motorista são rituais de passagem em que a danceteria tem o seu lugar. É raro encontrar um adolescente dos nossos dias que não goste de sair à noite depois dos 15 anos. A danceteria é mais ou menos o cinema dos pais, onde pode vencer o medo que o amadurecer lhe provoca e ganhar confiança. Nesses locais noturnos, o que importa é o ambiente, estar com os amigos, deitar tarde, as aproximações afetivo-sexuais ou apenas o álcool. Tudo é planejado com horas de antecedência, às vezes chovem telefonemas para combinar vezes sem conta os locais de encontro e sobretudo tenta-se sair tarde, porque a hora de ouro é depois das 2 da manhã. A moda desempenha um papel essencial. A danceteria hoje em voga pode estar deserta amanhã ou freqüentada por grupos que não interessam. Os adolescentes valorizam muito quem vão encontrar e podem passar a detestar um local que antes adoravam porque passou a ser freqüentado por gente muito nova ou foi invadido por *yuppies* engravatados ou senhores barrigudos acompanhados de mulheres bem jovens.

Os pais atuais inquietam-se muito com as saídas dos filhos para ambientes noturnos que não conhecem. Assaltos, estupros, drogas, gravidez inesperada, álcool em excesso são medos que acometem os pais e os fazem, com razão, temer pelo que pode acontecer aos filhos. Trata-se de uma preocupação compreensível, mas que deve ser enfrentada. Numa cidade grande, constitui sinal de alarme encontrar um jovem de 15 a 20 anos que não queira de vez em quando sair à noite com os amigos. É mesmo difícil conceber hoje em dia uma adolescência saudável sem música, sem amigos, sem riscos nem desafios. A ida a uma casa noturna com retorno de madrugada tem os seus perigos. Os seguranças desses lugares são gorilas que não conseguiram outro emprego e invejam, loucamente, a juventude e a alegria dos adolescentes. Existem grupos de jovens que fazem do soco-inglês o seu logotipo, ou por ideologia ou porque assim julgam vencer os seus infernos interiores, já que nada têm para mostrar a não ser o possível êxito diante do rival. Há muitas vezes confrontos físicos que se originam de pequenos incidentes, estimulados pela cerveja ou pela vodca, quase sempre pela solidão interior ou pelo amor ao risco. As moças encontram em geral mais dificuldade para obter autorização para sair à noite. Isso decorre com freqüência de concepções machistas que defendem ser bom para o rapaz ter muitas mulheres, enquanto a moça há de casar virgem e inexperiente. A adolescência parece ser mais difícil para a jovem, que luta contra preconceitos às vezes injustificados e que prejudicam o entendimento com os pais.

Como tenho afirmado tantas vezes, tudo tem de ser conversado. Não faz sentido permitir que uma menina de 16 anos saia todas as noites, mas poderá ser bom para ela estar com os amigos uma noite por semana, mesmo que regresse tarde. É bom que os pais saibam quem são os seus amigos, os locais que o grupo freqüenta e quais são os interesses predominantes. Surpreende que se encontrem pais que nada sabem sobre os filhos, incluindo as disciplinas que têm, os gostos musicais ou o nome dos amigos. Quando se conversa sobre as coisas em casa, não é grave uma noitada semanal, se nas outras noites é possível estar em família ou fazer outro programa. A saída noturna não é necessariamente uma atividade contra os pais, não faz parte de um processo de confronto e oposição entre filhos e genitores. Se os pais aceitarem as saídas noturnas como algo passageiro e importante para os filhos, poderão falar do assunto sem dramatizações. Um pai de uma família que tratei dizia que não deixava a filha sair à noite "porque não fazia parte de um plano coerente". Fazia-me lembrar aqueles políticos que usam constantemente termos como propiciar, protagonizar, implementar, problemática, vertente... Até que a filha completou 19 anos, apresentou um "plano coerente" sobre todos os assuntos, num esquema bem elaborado em que esclarecia as inquietantes tensões na família! Mas o problema não era, evidentemente, o plano. A questão residia na dificuldade daquele pai em aceitar que a filha adolescente tivesse uma realidade diferente da sua, deixasse de ser um prolongamento narcisístico de si mesmo e pudesse ter direito a vida própria.

Em famílias em que a necessária fronteira entre gerações está substituída por um muro de Berlim, a saída à noite dos filhos é sentida como uma ameaça de ruptura. Surgem então as proibições, a hostilização permanente sobre deitar tarde, não são raros os choros e as ameaças de pais e filhos. Tudo será mais fácil se for possível negociar um dia para deitar tarde, desde que não haja aulas no dia seguinte e o adolescente possa dormir um pouco mais, sem que isso signifique faltar ao almoço familiar. É sobretudo importante perceber que aquele entusiasmo vai ter a sua época e diminuir de intensidade, quando o grupo de adolescentes for menos fundamental e os valores da idade adulta começarem a emergir. Não faz nenhum sentido ficar sem dormir à espera de que os filhos cheguem. Se um pai, uma mãe ou ambos autorizaram a saída, têm de ter confiança na decisão tomada (às vezes negociada com esforço) e esperar que tudo corra bem. Se houver problemas graves, os filhos serão os primeiros a invadir o quarto com um telefonema de madrugada ou a fazer barulho suficiente para que os pais percebam que algo correu mal.

Um pai que conheci desdobrava-se em esforços de Ayrton Senna para levar e trazer das danceterias as três filhas adolescentes. Acabou divorciado e com a sensação de que as filhas o enganaram dezenas de vezes. Uma delas engravidou na adolescência e viveu um escasso par de meses com um cabeludo de ar suspeito. Outra sente medo dos homens e pretende transformar-se numa espécie de auxiliar de apostolado do meu tempo. A terceira casou-se e é uma católica fervorosa, porta-se bem mas não faz uso de métodos anticoncepcionais e, a continuar assim, vai formar uma equipe de futebol. O meu conhecido teria se saído melhor se houvesse ficado em casa junto da mulher, feito amor mais vezes e dormido mais descansado.

Por tudo isso, defendo que os pais não devem ir buscar os filhos com ar sonolento ou irritado ou marcar encontro com os amigos no mesmo local. A danceteria, o café ou o bar onde os adolescentes se reúnem à noite é um lugar deles, não deve ser ambiente gerador de conflitos e incompreensões.

Merecem também a maior desconfiança aqueles pais e filhos que sempre se reúnem nos mesmos lugares noturnos. Agora que os velhos bailes acabaram e mães e filhas já não se sentam em roda à espera dos sinais masculinos, pais e filhos precisam compreender que os tempos livres são uma das referências fundamentais do cotidiano juvenil. É claro que em um dia de festa as várias idades podem conviver, mas na saída semanal noturna típica da adolescência atual não há de fato lugar para uma mistura de gerações. A falsa camaradagem entre pais e filhos, sem a barreira da idade ou dos valores distintos, em que os pais são mais irmãos do que figuras parentais, leva a inseguranças terríveis que dois dedos de conversa inicial não permitem esconder.

Possam os filhos adolescentes escolher as suas diversões de modo saudável, queiram os seus pais recomendar horários, saídas em grupo, telefonemas para aviso e o futuro comparecimento de todos em festas familiares, nas quais cada um pode ter o seu lugar e é boa a presença de todos. Mas deixemos que cada geração de uma família encontre em si própria a necessária diversão de que precisa. E sobre esse assunto só mais um ponto: não obriguem irmãos que não se dão bem ou têm idades e, portanto, necessidades bem diferentes a andar juntos em excursões pela noite. Conheci dois irmãos, ele rapaz acomodado, bom aluno mas solitário, apelidado de *nerd* dos computadores, e ela de estilo vanguarda, roupas a roçar o chão numa nostalgia de Joan Baez, rapazes à espera em cada esquina para curtir sem compromisso. Esses dois jovens eram obrigados pelos pais a sair juntos à noite, para que nada de ruim lhes acontecesse. A moça, mais velha e mais desinibida, logo impôs a sua lei ao irmão: sairiam os dois quando ela quisesse, para sossegar os pais voltariam tarde mas sempre um com o outro, oficialmente estariam sempre juntos. A irmã comprou o silêncio fraterno com um par de disquetes e um *mouse* para o computador; ele prometeu calar-se porque adorava ficar na casa do único amigo até as tantas, para usar o computador sem que a mãe ameaçasse desligar o quadro de força. Tudo correu bem até que o pai, numa noite de insônia, ficou à janela fumando e pensando na vida e viu os dois filhos chegarem com meia hora de intervalo, para depois entrarem devagarinho juntos como sempre faziam, em silêncio. A tempestade que se seguiu foi digna do Triângulo das Bermudas. Que nunca mais ninguém sairia, que essa juventude era uma desgraça! A hipertensão da mãe se agravou, e os filhos culparam-se mutuamente pela falta de pontualidade na sua estratégia até então vitoriosa. O certo é que não fazia nenhum sentido que dois irmãos, talvez só unidos por laços de sangue ou de tradição familiar, tenham sido forçados a sair juntos. Melhor seria que cada um combinasse separadamente com os pais o seu modo específico de viver o tempo de lazer, sem compromissos pouco honestos ou falsas harmonias.

Numa família saudável, as pessoas não precisam andar sempre presas umas às outras, nem um filho deve policiar o outro. Crianças ou adolescentes obrigados a agir da mesma forma transformam-se pouco a pouco em monstrozinhos teleguiados pela censura paterna ou em agentes mal disfarçados da intriga familiar.

Pais e filhos: cada um na sua geração, ponto final.

Férias

Em certas famílias com adolescentes, as férias são um inferno. Um período que poderia ser agradável e estimulante é fonte de inúmeros problemas e conflitos. Numa família com crianças, é fácil para os pais planejar as férias: todos podem ir à casa da avó materna que mora no interior, porque com certeza os filhos não farão grandes exigências e poderão brincar com as galinhas ou jogar bola perto da igreja. É assim que, quando os filhos estão na escola primária, a família logo viaja para as férias (quando o dinheiro permite), vai a um *camping* ou ao exterior conforme a classe social, tudo corre bem e as recordações são agradáveis. Nas famílias com filhos jovens, as coisas tendem a ser mais difíceis. Os adolescentes têm às vezes convites dos amigos que coincidem com as férias dos pais, os locais antes desejados são agora considerados bregas ou pouco divertidos. Mesmo irmãos podem não ter as mesmas vontades ou os mesmos gostos, o que agrava o problema.

Os pais poderão compreender que o esquema de férias tem de ser alterado. Não é possível – a não ser à custa de uma rigidez pela qual se pagará caro – transportar toda a família para o esquema antigo. Uma família que conheço, com particulares dificuldades com a adolescência dos filhos, queria resolver tudo com uma viagem num trailer, tentando repetir agora um esquema que dera bons resultados havia anos. Esses pais pareciam não compreender que o seu legítimo desejo de reunir a família nas férias teria de levar em conta a crescente autonomia dos jovens de hoje e os seus interesses, cada vez mais centrados fora da família. Mas esses filhos também precisavam compreender que não podiam decidir as férias sozinhos, com planos que não haviam recebido a aprovação dos pais.

Já que as férias de verão* são muito longas, talvez seja possível combinar com antecedência um período em que toda a família possa estar reunida, num local ou programa que contemple os interesses e gostos de todos. Para isso, é preciso ouvir e não impor. Quando os pais estão separados, o planejamento pode ser mais difícil. Os filhos poderão passar algum tempo com cada um dos pais, porque essa é seguramente uma oportunidade para conhecê-los melhor.

Lá para março ou abril, proponho uma guerra às bandejas da síndrome que descrevi, uma trégua no silêncio imposto para obter dividendos, um esforço para os *workaholics* chegarem mais cedo em casa. É o momento de discutir as férias, ver se há espaço e tempo comum, ou então se não será melhor cada um esquecer o outro e cuidar da própria vida, porque ao menos nesse tempo há liberdade. Talvez os pais que vivem de costas um para o outro possam voltar ao local onde juraram amar-se para sempre, talvez os filhos possam visitar os avós de quem fogem durante o ano letivo, ou mesmo fazer qualquer trabalho diferente daqueles da tediosa escola que freqüentaram. Pode ser que nessa altura os pais estejam dispostos a

* Em Portugal as férias escolares de verão vão do fim de junho até 15 de setembro (N.E.).

deixar os filhos namorar sem pressa, deitar-se mais tarde ou simplesmente não se zangarem por eles nada fazerem, pois na realidade essa é a melhor coisa que se pode fazer nas férias.

Futebol

Para muitos rapazes e algumas moças, o futebol é o máximo. Os dias que antecedem os grandes jogos são vividos com uma ansiedade típica. Devoram-se as secções de esporte dos jornais, há os fanáticos pelos programas de futebol na tevê. Nada é melhor do que faltar a uma aula para assistir a um treino do clube preferido, ver chegar os jogadores nos seus carrões que gostam de exibir, para depois vibrar com as jogadas ensaiadas ou discutir esquemas táticos que se imaginaram nas arquibancadas.

À noite, faz-se a ronda dos canais televisivos, gravam-se os gols das partidas anteriores, ouvem-se as entrevistas em que os jogadores repetem sem parar que o jogo vai ser muito difícil mas vão trabalhar muito, telefona-se aos amigos para combinar pela décima vez o local de encontro no dia do jogo. Nos mais entusiastas, a febre futebolista pode impedi-los de dormir, tornar os adolescentes mesmo um pouco agressivos quando o pai ou a mãe lhes lembram os estudos.

No dia do jogo, tudo é diferente. No domingo, os filhos levantam-se por milagre bem cedo, ao contrário dos demais dias em que é preciso chamá-los muitas vezes. Comem correndo e logo saem ao encontro dos outros. Nas decisões de campeonato, não há professor que os agüente nas aulas, porque querem chegar bem cedo ao estádio para se incorporar à torcida e arranjar um bom lugar.

É maravilhoso ver as cidades tomadas por centenas de jovens, com as cores dos times nas roupas ou no rosto, como guerreiros de Desmond Morris* e da sua tribo do futebol.

No caminho para os estádios há os primeiros contatos com os vendedores ambulantes, com promessas de voltar no fim do jogo, sobretudo se o time ganhar.

O estádio é uma catedral de amor e ódio. É bom sentar no alto das arquibancadas, porque no meio ficam os velhos, que não instigam a equipe e estão sempre vaiando. E é preciso juntar-se bem cedo à torcida, gritar sem parar, vibrar quando o rádio informa que em outro campo o grande rival está perdendo ou abraçar quem quer que seja quando o nosso atacante marcou gol.

A vitória em uma noite de glória dá ao adolescente uma incrível sensação de bem-estar. Foi possível encontrar-se com os amigos, identificar-se por momentos com aquele salto do Cadete ou aquela jogada ensaiada entre Paulo Sousa e Balakov (o meu sportinguismo me impede de citar jogadores do Benfica**); ou ainda sair em grupo e beber umas cervejas acompanhadas de sanduíches de pernil, com a gordura escorrendo pelas mãos pouco limpas. E sair do estádio comentando os lances com alguém que se conheceu ali e que é apenas torcedor do nosso time, o que já parece ser tanto!

No próximo jogo, voltar lá. Poder gritar palavrões, ser parcial à vontade, chegar em casa morto de cansaço mas com a cabeça livre da chatice das aulas! E, mesmo quando se perde, ter a certeza de que não vale a pena desistir, porque a alegria de assis-

* Antropólogo inglês, autor de *O Macaco Nu* (N.E.).

** Sporting e Benfica são dois times de futebol rivais em Portugal (N.E.).

tir a um jogo de futebol ultrapassa a tristeza da derrota eventual, o provincianismo de alguns dos nossos dirigentes esportivos ou a violência ocasional das torcidas.

A ida ao estádio pode representar ainda um grande momento de aproximação entre filhos e pais. Adolescentes que conheço entusiasmam-se em acompanhar os pais, discutir com eles o que se passou e fazer os amigos participar naquele momento tão especial de calor familiar. Outros lamentam que o pai, muitas vezes separado da mãe com quem os jovens vivem, tenha deixado de convidá-los para o estádio, preferindo agora os meninos do novo casamento.

Os adolescentes que, além de ser torcedores, gostam de jogar futebol amador ou apenas no fim de semana repetem sem parar no seu campo as proezas que viram no domingo do clube preferido. Conheci, num bairro pobre de Lisboa, um grupo de jovens, ativo no programa municipal de prevenção da dependência de drogas, tratar-se entre si como uma equipe italiana famosa. Lá estavam o Malcini, o mais bonito e conquistador de todos, o Baresi, o líder do grupo e organizador das atividades, o Lentini, de piada certeira... Saíam das reuniões e iam jogar bola, dizendo, com razão, que se pudessem levar mais gente para a equipe haveria menos dependentes de drogas no bairro!

Seria bom que muitos pais de adolescentes estivessem atentos ao interesse dos filhos pelo futebol, pudessem vibrar com eles nos momentos da vitória e distraí-los quando eles voltassem para casa com a tristeza da derrota disfarçada pela cerveja.

Mas o futebol é como andar de bicicleta. Aprende-se a gostar quando criança e nunca mais passa. Se, pelo contrário, se começa a ir ao estádio com o pai e isso não proporciona alegria, não vale a pena tentar mais tarde. (Às vezes isso só acontece se o(a) namorado(a) é um(a) entusiasta...)

Shows de rock

Dentre os atuais ritos de passagem que caracterizam a transição para uma relação mais independente com os pais e prenunciam a chegada da idade adulta, os shows de rock são sem dúvida dos mais marcantes.

Quando um jovem começa a sair à noite, porque o seriado americano na televisão lhe diz pouco, porque os pais deixaram de falar com ele ou simplesmente porque precisa amadurecer e diferenciar-se da família, está perto o dia em que se confrontará com os pais para falar do próximo concerto. É muitas vezes um momento difícil para a família. O filho sabe o que os pais pensam sobre as bandas modernas, já está habituado a ouvir comentários da mãe sobre o uso de drogas pelos cantores, não pode esquecer como o pai chama a todos de "aviadados". Às vezes passa pela sua cabeça não dizer nada, inventar uma desculpa qualquer e chegar em casa logo depois do show... Os pais vêem a propaganda e os videoclipes na televisão ou ouvem conversas que os deixam ansiosos. Descrições de shows anteriores, nos quais houve consumo de drogas e episódios de violência, não podem tranqüilizá-los. A biografia dos heróis das bandas de rock é inquietante, os shows são caros, os discos produzem um barulho irritante para os pais cansados do trabalho.

Um adolescente normal não se identifica com um agitado cantor de rock. Interage com ele, projeta no artista alguns dos seus impulsos e sobretudo vive a magia de estar em grupo com os amigos. Para alguns jovens, é o primeiro contato com a maconha fumada mais ou menos às claras ou com uma desinibição afetivo-sexual que não é permitida na escola secundária. A evasão que a música e o estádio de futebol proporcionam faz desabrochar, por vezes, aquele adolescente que sentia o corpo se transformando mas não conseguia manifestar bem alto a inquietação. Ou possibilita um encontro mais íntimo com um grupo – as pessoas podem tocar-se à vontade – ou a aparente companhia para quem está só, como tantas vezes sucede na adolescência.

Há uma magia muito especial nessas noites. A luz, a música, a liberdade, a saída em grupo, a possibilidade de gritar com força aquilo que só se diz em segredo fazem com que seja fundamental para o adolescente não ficar em casa quando o desafiam a ir também.

Quando não há mais ingressos, inventam-se estratégias divertidas, como fez aquele casal de jovens namorados que mostrava um cartaz criativo solicitando que alguém com idéias arejadas lhes vendesse um ingresso. Muitas vezes entra-se de graça, de empurrão, quando o porteiro é inexperiente, ou após uma série de histórias contadas sem cessar. O importante é estar lá, às vezes mais até que a própria música.

Conheço pais com muita dificuldade em aceitar que os filhos adolescentes possam ir a shows de rock. Verdadeiras batalhas inglórias são travadas em torno de um assunto tão simples. Em várias famílias com jovens turbulentos, costumo pegar papel e lápis e estabelecer um plano. Felizmente as grandes apresentações são anunciadas com muita antecedência, o que permite combinar tudo com tempo. De acordo com as posses, a possibilidade de falarem sem se agredir em demasia e o equilíbrio entre os desejos do jovem e as permissões dos pais, é possível determinar juntamente uma série de idas a concertos de rock. A discussão deve envolver os gastos, os horários e as companhias, com a noção muito simples de que é melhor haver um acordo do que fugas, mentiras e falsos estudos. Certamente é errado proibir só por proibir ou usar justificativas do gênero "porque é assim", "no meu tempo", pois antes não havia shows nem se amava a música como agora. É útil não radicalizar as posições: os filhos adolescentes precisam ouvir os pais sobre os assuntos (até porque são eles que pagam os ingressos...), saber que existem perigos reais em alguns eventos e que o orçamento familiar não pode atender a todos os pedidos; os pais não precisam dizer logo não nem rapidamente sim, é possível analisar bem o pedido e não esquecer que talvez valha a pena parar para pensar.

Se pais e filhos se detiverem um pouco, será possível verificarem juntos que aquele grupo tão agressivo chamado Guns n'Roses foi capaz de criar uma canção como esta:

And when your fears subside
And shadows still remain
I know that you can love me
When there's no one left to blame
So never mind the darkness
We still can find a way
"cause nothin" lasts forever
Even cold November rain

Guns n'Roses, "*Use your illusion I*"

Namoros

No meu livro anterior, *Vozes e Ruídos*, procurei demonstrar, por meio dos depoimentos dos adolescentes Ana Teresa, Diogo e Sérgio, como o comportamento amoroso dos jovens de hoje está profundamente alterado, se tomarmos como referência as atitudes dos seus pais.

É fundamental que os pais de hoje ponham a mão na consciência e se recordem de como era a sua vida afetivo-sexual quando tinham de 16 a 20 anos. As moças de então eram educadas no culto da virgindade, mesmo quando elas se permitiam avanços com os namorados. Passavam então a ser eufemisticamente designadas por semivirgens. Em casa não se falava em sexo e amor, o cineasta mais avançado era o Antonioni e a televisão não entrava em casa com cenas de amor (?) para todos os gostos. Algumas iam para colégios caros, onde as freiras, não raro com a cabeça cheia de pensamentos eróticos, castigavam com terços e missas os impulsos verbalizados. No meu tempo de jovem conheci uma moça que adorava ler. Alguns dos livros que devorava não eram permitidos no colégio de freiras que freqüentava, e a minha amiga lia às escondidas. Como a luz era desligada cedo, lembrou-se de ler o *Crime do Padre Amaro*, debaixo dos lençóis, iluminada por um conjunto de imagens de santos fosforescentes! A sua aventura terminou em suspensão e uma série de infinitas recriminações. Quando as moças de então arranjavam namorado, quase tudo era controlado pelos pais. As mães tinham conversas inquietas sobre a torpeza dos homens, os pais chamavam às vezes os filhos para lhes falar da prostituição e das doenças venéreas e ensinavam que havia mulheres para o prazer e outras para ser as mães dos filhos. Muitas vezes tinham amantes ou cobiçavam a mulher do vizinho, numa volúpia de mau gosto. As mães abdicavam facilmente do prazer sexual e do amor, para se dedicar (?) ao supremo sacrifício de esposa e de mãe. Os pais achavam que os filhos tinham tempo: se fossem rapazes, a empregada doméstica ou a mulher de vida fácil lhes ensinariam tudo; se fossem moças, certamente haveria um marido paciente que, com delicadeza, as fariam passar de donzela a mulher. Eram muito poucas as famílias em que os adolescentes podiam questionar os pais, os professores quase sempre achavam atrevido alguém que se ria quando se estudava a reprodução do anfioxo, tudo era vivido em segredo, às vezes numa rápida leitura do inefável Fritz Kahn*. Quando entrei para a faculdade, em 1964, as moças da Associação de Estudantes eram consideradas "fáceis", porque se deitavam tarde e andavam com rapazes, enquanto estes se divertiam a contar as proezas sexuais que logo se via não serem reais.

Mas as mudanças trazidas pelos anos 60 – com a alteração profunda do papel da mulher na família, o desenvolvimento da contracepção, o aumento do número de divórcios porque se passou a buscar o amor para sempre – fazem com que os jovens de hoje encarem o amor e a sexualidade de forma bem diferente. Agora se desenvolve toda uma intimidade entre rapazes e moças. A escola mista permite muito cedo partilhar o refrigerante ou o sorvete, a música em grupo exprime a sensibilidade que querem transmitir ao outro. É freqüente vermos hoje rapazes e moças que se beijam sem compromisso ou que se sentam no colo sem preconceitos nem segundas intenções. Muitas vezes eles provêm de famílias como a que descrevi atrás, em que as pessoas não se tocavam quando jovens ou em que a sexualidade era considerada uma coisa suja de que não se devia falar.

Os jovens de hoje, na maioria dos casos, não são demasiado tímidos, como os avós, nem exibicionistas, como os pais às vezes foram. Falam mais livremente sobre o amor e a sexualidade, partilham essas conversas entre si, porque elas fazem parte da intimidade que lhes permitirá amadurecer.

A relação afetiva faz parte de um percurso normal da adolescência. Atualmente, na fase média dessa etapa de desenvolvi-

* Autor de livros como *Nossa Vida Sexual* e *Amor e Felicidade* (N.E.).

mento, ocorrem relações sem compromisso, que mais tarde se cristalizam em um entendimento amoroso mais intenso. O "curtir" vai assim sendo substituído pelo "namorar", em que a fidelidade e a entrega afetivo-sexual profunda são a regra. Os pais não precisam fazer muitas perguntas sobre esse tema: no momento adequado, os adolescentes comunicam que aquela pessoa é mais importante que um envolvimento físico passageiro. Infelizmente encontro muitos pais tecendo comentários sobre os namorados dos filhos, invadindo a intimidade deles e até proibindo encontros. Essa atitude dos pais reforça o desejo de sair dos filhos e a mentira. Conheço episódios de fugas pela janela, duplicação de chaves, falsos estudos em casa de amigos ou pretensas atividades na escola. Lembro-me de uma moça de 16 anos que começara fazia pouco a namorar um rapaz um pouco mais velho. Nessa família, o pai decretara: "Filha minha só pode começar a namorar aos 18 anos". Quando percebeu que a moça tinha começado mais cedo, passou a dizer: "Não tomo conhecimento! Não tomo conhecimento!" É claro que mais tarde teve de tomar conhecimento, porque a filha faltava às festas familiares ou aos passeios de fim de semana. Iniciou então uma série de proibições, chegando a seguir a adolescente em vários pontos da cidade. Os jovens namorados tudo faziam para ludibriá-lo: se ele os procurava no cinema, diziam que tinham ido a outra sala...

Esse pai e essa filha ficaram meses sem se falar, o pai não aceitava o namoro e a mãe vivia entre dois fogos, ora dando apoio ao marido, ora à filha. Foi necessária a intervenção do psiquiatra para fazer a família voltar a conversar. Não acham que teria bastado um pouco de bom senso?

Outra dificuldade reside por vezes na confusão que os pais fazem entre relações passageiras e envolvimentos profundos e apaixonados. Conheço muitos jovens que organizaram ou desorganizaram a própria vida em função de um namoro ir bem ou mal; mas posso afirmar que, de modo geral, uma relação afetivo-sexual profunda estrutura o crescimento adolescente e é uma referência positiva para toda a família. Os pais não devem assim desvalorizar o namoro, chamando-o de namorico, ou passar a vida fazendo perguntas ou piadas. Ou confundir boas amizades da adolescência com relações de amor ou de paixão, como aquele pai que tudo sabia sobre os amigos do filho e ficou triste porque o rapaz não lhe falava com detalhes da namorada. Amizade é diferente de amor. Ter um amigo é poder falar despudoradamente de si próprio. Contar a outro como acordou com uma música na cabeça que se repetiu o dia inteiro. Desabafar que uma espinha na testa lhe dificulta a aproximação da Teresa, com quem pensava sair após o jantar de aniversário de um amigo. Ser capaz de adormecer ao lado do amigo sem precisar se controlar. Bater à porta dele a qualquer hora e ser bem recebido.

O amor do adolescente é muitas vezes intenso e apaixonado, sincero, franco e corajoso. Nada tem a ver com a sedução da empregada do tempo dos seus pais. Agora que infelizmente a aids está na ordem do dia, não deixemos que ela mate o amor juvenil. E sobretudo não invejemos a desenvoltura com que os casais de jovens se mostram diante de nós...

A experiência do Núcleo de Estudos do Suicídio – que coordeno no Serviço de Psiquiatria do Hospital de Santa Maria, em Lisboa –, que há vários anos se dedica à prevenção primária e secundária do suicídio juvenil, mostra bem a importância das relações afetivas na adolescência patológica. Situações de depressão reativa, recurso a álcool e drogas, ideação e gestos suicidas podem ser precipitados por rupturas amorosas. Não quero com isso afirmar que são a causa dessas situações psicopatológicas, mas são importantes no seu desencadear e na sua manutenção.

A procura da identidade e a autonomia são as questões centrais da adolescência. Para saber quem somos, precisamos nos confrontar com os outros, comparar atitudes e valores, medir o nosso corpo e a nossa mente. Na adolescência, acredita-se no amor. Pensa-se que um dia, mais cedo ou mais tarde, vai aparecer a pessoa que completará a nossa vida e servirá de bálsamo para as feridas da infância. Por essas e outras razões, os pais não devem brincar com as relações afetivas dos filhos. Nada deve merecer mais respeito que o amor adolescente. Não é um fato que "passe com a idade", para depois virem as coisas sérias. Nem estamos no século XIX, época em que não se casava com a parceira sexual favorita, nem nos anos 60, tempo de flores no cabelo, quando tudo parecia resolver-se numa contemplação acrítica. Hoje em dia, mesmo com a aids e os senhores do passado, os jovens pensam no amor e estão dispostos a sacrificar-se por ele. Ao contrário do que muitos pais pensam, não é a atividade sexual que mobiliza os encontros juvenis. Embora muitas vezes a vida sexual comece relativamente cedo, existem muitas experiências prévias que podem ou não ser carregadas de afetividade.

O estudo de Amaro e colaboradores[1] parece confirmar essa impressão clínica.

Numa amostra estratificada de 771 pessoas, os autores estudaram o comportamento sexual no distrito de Lisboa, com o objetivo de obter mais conhecimento sobre o risco representado pelo vírus da aids. Dessa amostra, é possível destacar 394 indivíduos, com idade compreendida entre 16 e 20 anos, portanto na fase média e final da adolescência. Desses 394 jovens, 191 (114 rapazes e 77 moças) tinham iniciado a vida sexual, o que corresponde a 48,5%. A idade da primeira relação sexual é outro dado interessante dessa pesquisa: 60,1% desses jovens (ambos os sexos) tiveram a primeira experiência dos 16 aos 18 anos, respectivamente

23,0% aos 16 anos, 20,9% aos 17 e 16,2% aos 18. Há diferenças nítidas entre o comportamento sexual dos rapazes e o das moças: 48,1% das moças iniciam a sua vida sexual depois dos 17 anos, enquanto um índice semelhante (50,9%) é obtido somando as porcentagens referentes à primeira experiência sexual dos rapazes dos 14 aos 16 anos. São muito pouco freqüentes as primeiras experiências em idade inferior a 14 anos. Nas conclusões do trabalho e para a totalidade da amostra, os autores põem mesmo em questão se na década de 1980 o início da vida sexual não teria sido mais tardio do que nos anos 60 e 70, o que se revela importante para o planejamento de qualquer ação nessa área.

Para os pais, o mais importante não é saber se o filho já iniciou a vida sexual. A intimidade familiar deve preservar a intimidade de cada um na família. Para alguns filhos, é mais fácil falar sobre a afetividade do que para outros. Certos rapazes preferem deixar o preservativo nas calças desarrumadas, para que a mãe o deixe cair quando for arrumá-las. Há moças que falam da gravidez da amiga ou deixam a embalagem da pílula na pia do banheiro. Alguns adolescentes fazem um ar de absoluta tranqüilidade quando os pais os questionam sobre se já iniciaram a vida sexual, outros respondem com agressividade que os pais nada têm a ver com isso. Sabe-se que o conhecimento sobre a sexualidade é obtido sobretudo fora da família, tendo aí o grupo de jovens um papel fundamental. Para os pais resta talvez o mais importante: estar presentes, para o que der e vier.

Se a sexualidade na adolescência pode contribuir decisivamente para atingir a identidade e a autonomia que vão caracterizar a idade adulta, a sua perturbação, quando se mantém, é fonte de inúmeros conflitos e frustrações, como nos dois exemplos que seguem.

Começo por "√2". Foi o pseudônimo que um rapaz de 20 anos escolheu para me escrever várias vezes, sem nunca revelar o verdadeiro nome. Tenho pena de não poder falar com ele, mas só sei que deve morar em Lisboa, local de onde envia as cartas anônimas que me escreve. Há um doloroso sofrimento nesse jovem, visível numa escrita ágil e violenta, que parece fazê-lo caminhar cada vez mais para a solidão:

*[...] Chego a esta idade sem amigos, sem memórias, sem nunca ter beijado uma moça, sem ter transado uma só vez, sem dinheiro, sem carro, sem esperança, sem nunca ter assistido a um concerto de rock, sem nunca compreender na realidade a minha geração, sem nunca ter ido além de Badajoz**, *sem uma vitória, sem praticar um esporte, sem o sol que brilha apenas lá fora. Estou só.*

[...] A verdade é que carrego há demasiado tempo o fardo da virgindade e não vislumbro, nem num futuro imediato nem remoto, a possibilidade de mudança da situação [...]. Sem amor um homem pode viver, bem ou mal, consegue ir para a frente. Mas, sem sexo, um homem explode. Que é como eu me sinto. Vou explodindo delicadamente, dissimuladamente, para não transtornar ninguém. Às vezes desejo gritar tão alto quanto a lua. Estremecer o mundo com o meu grito.

E em outra carta, em outro tom (mas sem menos sofrimento):

*[...] E a Lídia Jorge*** *anda dizendo que viver no campo é castrador?! O que realmente é castrador é viver sem dinheiro, quer seja no campo, na cidade ou no Pacífico. Um sujeito com dinheiro tem todas as*

* Cidade da Espanha próxima da fronteira portuguesa (N.E.).
** Escritora portuguesa da atualidade (N.E.).

oportunidades e mais algumas para fazer amigos e muito especialmente amigas. O próprio Kissinger, que sempre teve aquele ar de combinação malsucedida entre um intelectual de lentes grossas e um pugilista destrambelhado, é o primeiro a admitir que o poder é o maior dos afrodisíacos. Como a associação entre o dinheiro e o poder é uma ligação tão velha quanto a do homem e a Terra, depreende-se uma infalível equação matemática de aplicação sociológica: que a oportunidade de trepadas ao longo de uma vida é diretamente proporcional à altitude da classe social a que se pertence, elevada ao expoente do aspecto físico. Em outras palavras: bolsos cheios, amantes aos montes; bolsos vazios, atirem-se das pontes. E a isso se resume a minha ideologia revolucionária – nunca li Marx nem esse famoso chefe de cozinha chamado Keynes. Mas advogo a revolução por uma cama bem egoísta: quero sexo para todos com o intuito de que me chegue algum. Também por despeito, porque é impossível ser virgem com esta idade...

√2: creia que tudo o que escreveu me fez refletir. Essa foi a única forma que encontrei para lhe comunicar como a sua vida me tocou. Concordo com você que uma dor partilhada é uma dor aliviada. Quero apenas dizer-lhe que o mais importante da vida não é o sexo, mas o amor (e aqui estamos em desacordo). A pornografia a que recorre é isso mesmo: sexo sem amor, e por isso lhe deixa a impressão de vazio. E tudo o que você escreveu me fez pensar naqueles pais que imaginam que os jovens de hoje têm tudo o que querem, dinheiro, facilidades, aventuras sexuais... Depreende-se das suas cartas um cotidiano de angústia e solidão que é preciso vencer. Como foi a sua infância? O que se passa com os seus pais? Nunca jogou bola na rua, caiu de uma bicicleta ou gostou de nadar mar adentro? Nunca deu um murro num colega, roubou um chocolate num supermercado ou caçoou da professora? Nunca sonhou comprar uma ilha no Pacífico, trabalhar como saltimbanco num circo ou ser o Rei Midas? Peço-lhe que pense em si próprio, pesquise o que há de vivo em você e procure um pouco de amor em um café-da-manhã à beira-mar. Você verá que não está tão só como imagina. E pode sempre ir à procura do seu conhecido Daniel.

Pedi a outro jovem que trato um relato da sua experiência de amor. As páginas que se seguem mostram bem a importância da afetividade na adolescência. Será que se pode mesmo morrer por amor?

Aqui está o que ele escreveu, sem nenhuma correção da minha parte:

A vida não pára. Todos os dias acontece algo e por vezes nem reparamos. Vamos crescendo. Vamos conhecendo reações novas sem nem sempre conseguir distingui-las das mais antigas.

No fim da adolescência, período em que me encontro, a confusão é grande. Vivemos as coisas com a intensidade da criança que quer conhecer o Papai Noel e tentamos estabelecer objetivos de índole mais madura.

É também nessa época que surgem e se desenvolvem as grandes paixões, com o rigor da juventude e com a pretensão de se julgar ter idade para saber o que se quer. Mas, seja como for, é assim que nós queremos e, como querer é poder, então é melhor termos muito cuidado com o que queremos e como alcançá-lo.

Deixando de lado generalidades e porque todos temos algo em comum e no fundo somos todos diferentes, vou tentar relatar a minha curta mas intensa experiência de vida (ou de morte, conforme preferir).

Eu sou um dos muitos casos de filhos de pais divorciados, fato que ficou, de certa forma, ligado cronologicamente ao meu nascimento. Assim desde cedo me habituei a viver no seio de uma família de sentimentos fortes mas desunida. Situação que me entristecia por razões óbvias. Portanto, toda a minha infância foi marcada pela falta de um dos genitores, bem como pela luta travada entre ambos com o objetivo de monopolizar, tanto quanto possível, a minha convivência e identificação de mentalidade.

Se ser disputado entre duas mulheres é bastante agradável e estimulante, entre pai e mãe é precisamente o contrário. Pelo menos para mim. Porque não é fácil ser o campo de batalha de dois guerreiros tão importantes e fortes para nós. Ainda mais quando no fundo acabamos por servir de árbitro e por meio das nossas atitudes podemos sem querer, e até por querer, dar a "vitória" a um deles. O empate seria a minha meta e a posição que defendo. No entanto, apesar de me parecer a mais correta, é também a que mais perpetua a já de si infinita questão. Por outro lado, os meus pais nunca freqüentaram uma, inexistente, escola para pais divorciados, e se o tivessem feito com certeza não teriam boas notas.

Por todas essas questões, e por muitas outras que me foram dadas a conhecer ao longo dos anos, por meio de tantos exemplos existentes na nossa sociedade, ainda bem novo defendia a teoria de que não me casaria. Não valia a pena repetir a "proeza" dos meus pais. E o sucesso do meu casamento não dependia só de mim.

No entanto, sentia que era nas mulheres que eu poderia procurar os gestos que de alguma forma combatessem as carências afetivas provocadas pela separação dos meus pais. E, além disso, pai e mãe não somos nós que escolhemos, ao passo que em relação à mulher só a nós cabe a escolha.

Parecendo, em tese, ser um pouco paradoxal na minha teoria relativa ao não-casamento, na prática todos nós sabemos que é bem viável e até muito usual.

O tempo foi passando e em mim foi-se instalando a idéia de que eu próprio também estava de passagem e provavelmente curta. Nunca fui um aluno brilhante e muito menos interessado. E, apesar de gostar muito dos meus familiares, principalmente dos meus irmãos, e de ter bastantes amigos, não via nisso motivo para ficar por aqui. Achava que, ao fim de alguns meses, eu seria para eles uma referência do passado. Mais tarde vim a perceber quanto menosprezei a minha importância na vida de cada um deles. Quanto a mim, depois de morto não poderia sofrer fosse o que fosse.

No início de todo esse processo em que me encontrava, quis o destino que eu conhecesse uma bela menina que me encheu não só os olhos, mas também o coração. Quis conhecê-la bem e acabou também por possuir a minha mente.

Começamos a namorar e de um momento para o outro esqueci tudo. A teoria do não-casamento simplesmente desapareceu do meu pensamento, substituída pela idéia cega de que com o casamento poderia passar mais tempo junto dela. Os problemas relacionados com os meus pais não desapareceram, porém eram bem menores devido a eu não prestar atenção neles, pois a minha única preocupação era Ela. Problemas novos, não surgiam. Eu só vivia para Ela. Ir ao encontro d'Ela. Telefonar para Ela. Pensar n'Ela. Sonhar com Ela. E assim se passaram cinco maravilhosos meses. Ela correspondia a tudo o que eu desejava.

Até que um dia surgiu a primeira discussão. Havia algo que nós queríamos fosse feito de maneira diferente. Apesar de pouco tempo antes e acidentalmente termos previsto uma situação como a que estávamos vivendo, e naquela ocasião estarmos de acordo, agora e diante dos fatos Ela mudou de opinião em relação àquela norma que vigorava no nosso namoro.

Aqui começa o caos. Eu, exigente como sou, tentei por todos os meios ao meu alcance impedir que Ela introduzisse aquela alteração na nossa vida. Pois, para mim, ela representava não só algo com que eu não concordava mas também a primeira vez que Ela vacilava e acabaria por recuar diante de algo que Ela própria havia defendido antes.

E como iria ser no futuro? Em que mais mudaria de opinião?

Devo dizer que o fato que estava acontecendo constituía uma ameaça para mim. Não vale a pena mencionar o episódio, para não facilitar o reconhecimento do nosso caso. Mas asseguro que a importância que tinha era nada mais nada menos do que aquela que eu sentia. A vulnerabilidade e a resistência de cada um variam. Uns são mais resistentes ao frio do que os outros. Em psicologia, ocorre o mesmo. E essa variação não só se encontra de pessoa para pessoa como também no interior de uma só pessoa.

Há momentos na vida em que apenas uma corrente de ar nos deixa de cama e outros em que nem precisamos de vacinas.

O tempo não parou e acabou por imperar a vontade dela.

A partir daí começaram a surgir as discordâncias. Tornei-me mais inseguro que nunca em todas as idéias que tinha em relação à vida a dois. Só que eu não podia viver sem Ela. Eu já sabia àquela altura que Ela existia e era Ela tudo o que eu queria. Mas eu a queria como Ela era e tinha medo de que as mudanças que observava n'Ela a levassem a se afastar de mim. Como acontece com tantos casais. Como aconteceu com os meus pais.

Preferia morrer a perdê-la.

Ao fim de catorze meses de namoro, nove depois da primeira discussão, eu estava exausto. Já freqüentava consultas semanais com o professor Daniel Sampaio havia algum tempo.

Os estudos iam mal. Os problemas com os meus pais encontravam-se na mesma. Tinha-me afastado bastante dos amigos, pois só tinha tempo para Ela. E cada vez a sentia mais longe de mim.

A idéia de suicídio me perseguia desde tenra idade e começava a avolumar-se cada vez mais.

Muitas noites, desde os meus 12 anos, imaginei cartas que escreveria antes de praticá-lo. Imaginei também muitas formas para concretizá-lo. Mas acabava sempre adiando.

Finalmente, numa noite de dezembro, depois de mais uma discussão ao telefone com Ela na qual acabei o namoro, decidi (sem lhe dizer) que me suicidaria. Nessa noite, tomei uma quantidade enorme de comprimidos e fui parar no hospital em estado de coma.

Deixei todos os que me rodeiam numa enorme aflição, não resolvi nada, tudo o que estava mal para mim ficou pior e o pouco de bom que havia desapareceu.

Fiquei quatro meses e meio sem vê-la. Depois que saí do hospital e durante esses meses, só nos falamos ao telefone quatro ou cinco vezes. Perdi o ano nos estudos. Nos dois primeiros meses após ter tido alta no hospital levei uma vida totalmente boêmia e condimentada com muito álcool, maconha e psicotrópicos. Estava morto, mas nunca cheguei a ser enterrado.

Foi dificílimo para mim parar com as drogas; no entanto animava-me a perspectiva de uma reconciliação com Ela.

Depois de dois meses e meio da última bebedeira, estava provada a minha cura em relação a esse aspecto. Voltei a vê-la e logo reatamos o namoro – para voltar a terminar dois meses e meio mais tarde.

Hoje levo uma vida perfeitamente normal. Tenho as minhas excentricidades como todos.

Os problemas estão todos na mesma. Pelo menos aqueles de que eu me queixava, mas agora quem mudou fui eu. Mudou a minha capacidade de suportar os problemas. Já não caio de cama por qualquer corrente de ar.

Como uma vez escrevi em uma carta para Ela:

"Felizmente não morri e, como até há males que vêm para bem, sinto que renasci. Não quero afirmar já que está tudo bem, não, muito pelo contrário. Nunca estive tão mal como agora, no entanto está se criando a infra-estrutura para eu poder criar uma nova vida".

Ainda hoje me encontro semanalmente com o professor Daniel Sampaio. Com ele aprendi duas máximas que quero aqui deixar registradas para todos os que lerem estas linhas e principalmente para os que como eu já tiveram, têm ou possam vir a ter pensamentos suicidas:

"Os problemas são vencidos com atitudes positivas".
"O ótimo é inimigo do bom".

Parecem frases simples, e são. A complexidade está em nós as tornarmos presentes, se não em todos, pelo menos na maioria dos nossos atos e nos mais importantes.

Em relação a Ela, não esperem que eu diga o que hoje em dia sinto, até porque de repente Ela virá a ler tudo isto. E, embora espere não ter dado pistas sobre quem somos, Ela facilmente se identificará.

E como Ela continua linda!

O silêncio é de ouro e a palavra é de prata.

E acreditem, pelo menos eu acredito, que a vida não pára.

Mentiras

Em uma família com adolescentes é fundamental acabar de vez com a mentira e a dissimulação.

Uma família é algo que pode mudar constantemente. E a adolescência dos filhos pode transformar a família, para melhor ou para pior.

Há famílias nas quais a mentira frutificou e tem raízes remotas. Começou no casamento dos pais, que se uniram para fugir às famílias de origem ou para esquecer amores impossíveis com outras pessoas. Continuou com o nascimento do primeiro filho, que aconteceu por acaso, quando os pais ainda não se conheciam e estavam dependentes dos avós do recém-nascido. Cresceu quando o filho começou a perceber que os pais tinham deixado de se amar, mas sustentavam que continuar juntos era a melhor prova do amor paternal. Consolidou-se quando o filho começou a fazer perguntas e encontrou respostas não verdadeiras; quando o rapaz experimentou maconha e não o confessou, se enamorou de uma moça e disse que era uma amiga ou perdeu o ano e mentiu sobre as provas. Então a mentira não termina e se torna o veneno indispensável para manter as pessoas moribundas, embora infelizmente não ativo o suficiente para matá-las de vez.

Essas famílias vivem a miséria do seu cotidiano numa permanente dissimulação. Podem fingir para o mundo exterior que são felizes, mas a sua intimidade é feita de mal-entendidos, de paradoxos e raivas surdas, até que a doença psicossomática as consuma lentamente. São muitas vezes os adolescentes que denunciam esse estado de coisas. Podem gritar bem alto a morte da relação dos pais, entusiasmar-se por música violenta, que gritam no silêncio da casa, desenvolver a criatividade na escola em colas cada vez mais bem elaboradas ou apaixonar-se loucamente. Estão, acima de tudo, lutando contra a mentira em que foram criados. Mas há ocasiões, cada vez mais freqüentes, em que eles próprios mentem, primeiro aos outros, depois a si próprios (a pior das mentiras). São aqueles jovens que são reprovados sempre por culpa dos professores, fingem roubar nos supermercados só para humilhar os seguranças e dizer que foram perseguidos sem razão ou tiram dinheiro dos pais e acusam a empregada ou o irmão. Os pais respondem com "mais do mesmo": que nunca mentiram, que antes ter um filho morto do que um ladrão e ainda por cima mentiroso, que esta é a última oportunidade que lhe darão. Mas o ciclo infernal não parece ter fim. Os professores dizem que o aluno tem más notas porque o ambiente familiar não é bom, os pais respondem que o rapaz é reprovado porque os professores faltam muito. À noite, na intimidade do quarto, o adolescente procura um sentido para a vida, valores, a sua identidade talvez definitivamente perdida, um pouco de compreensão, mas a mentira do seu dia não o deixa adormecer.

Existem outras famílias bem diferentes, em que as crianças foram educadas a não esconder dos pais o seu dia-a-dia, em que os adolescentes foram respeitados como pessoas, desde aquela vez em que ficaram sozinhos em casa ou saíram à noite pela primeira vez. Nessas famílias sabe-se que há muitas coisas que não se perguntam porque pertencem ao mundo interior de cada um. Há questões que se podem debater livremente porque não haverá vingança nem falsas vitórias.

Então os adolescentes – quase sempre os mais verdadeiros em uma família – estarão à vontade para falar das suas transgressões, do seu amadurecimento por vezes turbulento, do seu desejo permanente de morrer e viver, talvez da sua permanente procura da imortalidade.

4

Quatro pessoas, uma família
Conversa sobre a adolescência atual

Pais do Miguel

Daniel – *Bem, vamos começar esta conversa. Queria que primeiro dissessem o nome dos seus filhos e a idade que têm.*
Mãe – O Miguel, que é o mais velho, faz agora 17 anos e o Pedro completa 12 em novembro.
D – *Vamos começar pela mãe: como é que tem sido a sua experiência de mãe? Como tem vivido as dificuldades e as coisas boas que tem encontrado?*
M – O mais difícil na adolescência do Miguel talvez tenha sido a relação dele com o irmão. E houve um momento em que foi bastante difícil, aos 13, 14 anos...
D – *Eles têm quantos anos mesmo de diferença?*
M – ... cinco. O Pedro queria seguir o Miguel em tudo, e o Miguel não queria que ele o fizesse. Foi um bocado difícil, ainda por cima porque eles tinham o mesmo quarto. Havia sempre berros e gritos, e às vezes eu não sabia com quem ralhar. Quem é que tinha razão e quem não tinha. Nesses casos tinha de castigar os dois e dizia: "Olhem, se algum de vocês não tiver culpa, fica pelas vezes que eu castiguei ao contrário".
D – *Isso foi importante sobretudo quando o Miguel entrou na adolescência, aos 13, 14 anos...*

M – Sim, nessa idade. E lembro que até falei com uma amiga minha que também tinha um filho um ano mais velho que o Miguel e perguntei-lhe o que eu deveria fazer, porque eles se davam tão mal que até parecia que não gostavam um do outro. E ela me ajudou a perceber que era o Miguel que já não queria o irmão atrás dele.

D – *O Miguel queria ser mais independente.*

M – Sim, mas por outro lado o pequeno dizia: "Eu também quero ir, também quero fazer". Tive de distrair o Pedro com outras atividades para deixar o irmão sozinho.

D – *Como é que o pai viveu esse problema?*

Pai – Da mesma maneira. Tanto que insisti bastante naquela ocasião que tínhamos de fazer uma reforma em casa para separá-los, mas tivemos de esperar uns anos. Eu comecei também a ver que o Miguel, que tinha 13 anos, daqui a pouco teria 15, 16 e aí já seria quase um rapaz e iria querer ter a sua independência, ter o seu quarto. E no ano passado nós os separamos.

D – *E houve uma melhora?*

M – Houve, sim. Foi impressionante.

P – Também ao Pedro fez-lhe bem ter um quarto próprio, mesmo sendo mais novo. Foi uma surpresa, porque eu pensava que o Miguel ficaria melhor, mas o Pedro também melhorou muito. Já tinha ouvido histórias de pais que tinham separado os meninos e eles continuavam sempre no quarto do outro e com as guerras deles, mas não.

M – Realmente foi um santo remédio. O Miguel, entretanto, também amadureceu muito neste último ano e começou a entender melhor as bobagens do irmão e melhorou bastante.

D – *Agora vamos voltar um pouquinho para um período que me interessa muito. Como pais, como é que viveram o período dos 13, 14 anos do filho mais velho? Porque esse é o momento em que eles começam a mostrar sinais de independência. Que sinais notaram e como viveram, como pais, esse período?*

M – Acho que comecei a perceber que ele já não queria que eu ouvisse as conversas dele com os amigos. Sempre que eles estavam com amigos e eu chegava, eles...

D – *Havia um silêncio...*

M – ... havia um silêncio. Paravam e eu... Lembro que uma vez eu os filmava e eles estavam conversando. Eu os filmei não pela conversa, mas porque achava interessante aquele momento em que ele falava muito com um amigo e perguntei: "Mas por que é que vocês pararam de conversar?" "Não tem nada de ficar escutando as nossas conversas." E realmente eu percebi que não tinha nada de ficar escutando. Começou a partir daí. Aliás, eu estou percebendo que isso vai acontecendo assim pouco a pouco... O menor está com 12 anos e já começou a fechar a porta do quarto... É um sinal de que...

D – *Esses sinais para mim são muito importantes. Há famílias em que os pais não notam esses sinais. Continuam a ter uma intimidade muito especial, e eles depois se sentem um pouco invadidos. Além de não querer que ouvisse as conversas e da porta do quarto fechada, lembram-se de mais alguma coisa que manifestasse isso?*

P – O Miguel passou a deixar de sair conosco para determinados lugares a que ele ia antigamente. E se eu disser: "Miguel, você vem conosco?", ele responde: "Não, fico em casa. Não estou com vontade de sair".

D – *Portanto, os programas familiares em que ele...*

P – Isso mesmo. Mesmo aqueles amigos que se dão conosco já há muitos anos dizem: "E o Miguel não veio?" "Não, ele quis ficar sozinho em casa." Ainda hoje com o Pedro aconteceu a mesma coisa: queria ficar sozinho em casa. Já está começando a querer ter os momentos de isolamento. Não é de isolamento...

M – Poderem fazer aquilo que querem.
P – Ficarem à vontade.
D – *Para alguns pais, isso é muito difícil. O que é que aconselhariam? Alguns pais sentem isso como uma perda muito grande.*
M – Acho que também senti isso, mas percebi que eles tinham de crescer. E, embora eu às vezes fosse para lugares a que quisesse levá-los, como, por exemplo, a casa da minha mãe...
D – *A avó compreende mal...*
M – No princípio. Agora ela já está acostumada. Eu inventava, em geral, uma desculpa para justificar: era porque ele tinha de estudar ou porque havia um amigo lá em casa. Também me custava um pouco aquela separação, mas tinha de ser assim. Lembro que uma vez fomos aos Açores, ele já tinha 13 anos e não queria vir conosco. E eu disse: "Mas, Miguel, você ainda é um muito pequeno". E ele: "Eu sei muito bem cuidar de mim. Não se preocupe". E eu fui aos Açores meio com o coração nas mãos, deixei-o aos cuidados da empregada, da minha mãe, da vizinha, com um grande controle sobre ele, mas...
D – *A primeira vez que ele ficou sozinho...*
M – Foram uns dias...
D – *Como foi essa experiência para os pais?*
M – Sofri um pouquinho, mas no fim fiquei contente por ter dado certo, por ter ultrapassado o que eu achava ser uma dificuldade. Mas ele fez tudo direitinho. Um dia um amigo foi jantar em casa, outro dia ele foi jantar na casa de um amigo. Eu tinha deixado tudo muito combinado. O que é que ele comia e o que é que ele podia fazer. Nada acabou acontecendo como eu tinha programado, porque ele se arranjou à maneira dele.
D – *Enquanto estava nos Açores, ficou pensando muito nele?*
M – Fiquei.
D – *Preocupada?*

M – Preocupada, mas não obsessivamente. Eu telefonava.
P – Não obsessivamente. Eu não me preocupo tanto com essas coisas. Compreendi mais depressa. Fiquei preocupado no princípio quando ela me disse: "O Miguel não quer vir". "Mas então ele vai ficar aqui sozinho?" – aquelas perguntas que a gente faz. Mas a mãe parece que combinou com ele que um amigo do sétimo andar ia lá em casa, depois ia também o Francisco. Aí, eu pensei: o Miguel tem 13 anos, pode dormir sozinho em casa. Talvez ela nos Açores não tenha tido tanta preocupação porque eu também ajudei a dizer: "Esqueça! Ele com certeza está bem e, depois, ele sabe onde nós estamos". E é como se diz: quando não há notícias é porque não há problemas.
D – *O Pedro foi com vocês aos Açores?*
P e M – Foi.
D – *Acham que essa experiência foi importante para o amadurecimento do Miguel?*
M – Acho que sim.
D – *Se foi um marco...*
P – Há pouco você fez uma pergunta que eu não queria deixar passar em branco. Quando perguntou se os pais sentem aquele fechar de porta... Eu acho isso normalíssimo e não sinto que eles fogem. Bem... sinto. Mas, passado um tempo, a porta do quarto se abre e eles vêm falar conosco. Se eles fechassem a porta, se se sentassem à mesa e não abrissem a boca e fossem para o quarto e fechassem a porta outra vez, e assim sucessivamente... mas não. A porta, passada uma hora ou duas ou três, abre-se e pais e filhos conversam e depois a vida corre normalmente.
D – *Vocês acham que os jovens de 12 a 18 anos gostam de conversar com os adultos? Qual é a sua experiência?*
M – Com os adultos em casa ou com os adultos em geral?
D – *As duas coisas.*

P – Eu acho que eles preferem conversar com os adultos fora de casa. Gostaria que eles conversassem mais comigo, mas penso que a vida que a gente leva não permite. Nós chegamos em casa depois do trabalho, eles estão estudando... Quando têm um tempinho, querem pegar no telefone para namorar um pouco ou para falar com os amigos e depois já é hora de ir para a cama; portanto não há grandes oportunidades... Há pouco tempo para dialogar, mas o Pedro, como é mais novo, ainda não tem namorada ou amigos para telefonar e fala mais, mas sinto que especialmente o Miguel está sempre muito mais à vontade com os adultos fora de casa. Gosta muito de conversar. Lembro que o Miguel devia ter 12 ou 13 anos, talvez até menos, e foram umas pessoas lá em casa. Estávamos conversando e o Miguel estava sentado ouvindo e eu dizia: "Miguel, vá para a cama..."

M – Mas eu acho que há um período em que eles ouvem muito. E depois, quando as pessoas saem, dizem: "O que é que você achou disso?"

D – *Eles gostam de comentar...*

M – Sim, e de trocar pontos de vista sobre as reações das pessoas.

P – O Miguel faz isso muito.

M – Sim.

P – Sempre muito calado, ouvindo, ouvindo. E eu digo: "Miguel, vá para a cama". E ele: "Não tenho sono".

D – *Com certeza, isso é importante. Eles vão observando e criando os próprios interesses. Voltando agora um pouquinho, como são os outros sinais de crescimento? Por exemplo, as saídas à noite, as namoradas de que falamos há pouco. Do ponto de vista dos pais, como vocês viveram isso? Como foi com o filho mais velho e como estão se preparando para essa fase com o filho mais novo?*

M – Achei isso uma coisa muito natural.

D – *Lembram-se da primeira namorada? Como perceberam que o Miguel tinha uma namorada?*
M – O Miguel devia ter 12 anos.
D – *Como vocês viveram esse momento?*
M – Achei muita graça. A primeira reação foi achar muita graça por ele ter uma namorada. Eu fazia perguntas: "Como é que ela era, como é que não era?" E ele sempre foi aberto. Sei que há adolescentes que se fecham e não contam nada aos pais, mas o Miguel sempre foi aberto. Claro que não entrou em intimidades, mas dizia: "Ela é bacana. Gosto dela porque tem uns olhos bonitos ou porque tem os cabelos loiros". Achei engraçado. Natural.
D – *E quanto à sexualidade? Acham que é uma área em que é possível falar com os filhos ou é mais difícil?*
M – Achei que, por volta dos 12 anos, teria dificuldades em entrar na sexualidade do Miguel porque pensava que ele ainda não estava preparado. Não sabia até onde podia falar com ele, embora desde pequeno se fosse falando disso. Mas, concretamente, ele com as namoradas, eu achava que aos 12 anos... Ia perguntando: "Então, já deram um beijinho?" Era o tipo de pergunta que eu fazia. Depois fui percebendo que as coisas não ficavam só nos beijinhos e aí consegui falar com ele, mas sempre de uma maneira muito generalizada. Não era ele em particular.
D – *Como é que percebeu isso? Acho que isso é importante porque às vezes eles começam a vida sexual bem mais cedo do que nós começamos, o que assusta os pais. Alguns pais ficam muito assustados com isso, mais com as moças. Com freqüência desatam a fazer inúmeras perguntas, e os filhos se retraem.*
P – Lembro que uma vez... O Miguel sempre entrou muito cedo no colégio – às 8 horas da manhã –, e isso foi há dois ou três

anos. Havia um dia em que ele entrava às 9 horas e pedia: "Pai, posso ir com você?" E lembro que um dia eu lhe perguntei abertamente: "Miguel, você já tem relações sexuais, não é?"
D – *Foi a caminho de casa?*
P – Não, a caminho do colégio. Íamos os dois, e eu disse: "Você com certeza já tem relações sexuais! Mas, olhe, você precisa ter cuidado e se precaver por causa das doenças".
M – Isso aconteceu na oitava série, quando ele foi para um acampamento de férias e eu percebi que...
P – Acho que foi antes disso. Eu até lhe disse: "Miguel, compreendo que vocês agora começam a vida sexual mais cedo. Se precisar de qualquer coisa da farmácia, posso comprar e lhe entrego, para você não ter problemas". Eu tenho esse tipo de conversa com ele.
D – *O que é que o levou a fazer essa pergunta, em determinado momento?*
P – A certa altura os namoros que ele já tinha, os amigos, as namoradas, as moças... Pensei que fosse natural.
M – Porque às vezes quando se fala de outros amigos... Para mim, ele contava que dois amigos tinham ido para a cama de não sei quem... Portanto, não me dizia diretamente, mas dava para perceber...
D – ... *que de certa forma estava falando de si mesmo.*
M – ... que ele estava no grupo e teria também aquele tipo de comportamento.
D – *Acha que eles utilizam muito essa maneira de falar de outras pessoas para falar de si próprios?*
M – Não. Penso que, quando eles estão falando dos amigos, não quer dizer que digam as coisas que eles próprios fazem como se fossem os amigos. Mas querem mostrar que, se os amigos fazem, eles também fazem.
P – Eles também podem fazer, e não há mal nenhum nisso.

M – O Miguel sempre conversou bastante comigo, até porque fico em casa, tenho mais tempo e puxava esse assunto. Ele falava e eu ia percebendo, por algumas coisas que ele dizia, que a vida sexual dele estava mais... Depois conversei com o meu marido porque ele ia para um acampamento de férias, tinha lá uma namorada qualquer. Disse: "É melhor você falar sobre isso, porque fico um pouco inibida de conversar com rapazes sobre essas intimidades".

P – Fiquei pensando na conversa. Que tipo de conversa? "Então, você tem relações sexuais? Como é que você faz, como é que você não faz?" É o tipo da coisa que eu acho que é da vida de cada um. Posso abordar o assunto por alto, aconselhá-lo, porque ele tem cabeça para pensar, para fazer ou não fazer determinadas coisas. Quis abordar assim em conversa... E me pus a imaginar se eu tivesse a idade dele e o meu pai dissesse: "Então, você tem namorada? E o que é que você faz?" Estaria me intrometendo em coisas com que não tenho nada a ver. Se cometer algum disparate, estou aqui, sim, senhor, para aconselhá-lo e ajudá-lo. Penso que nós temos de aconselhá-lo acerca dos problemas que pode ter. Mas ele tem cabeça para pensar. Agora, ficar sempre perguntando: "Então, quem é a sua namorada agora? E aonde é que vocês vão? E com quem é que vão?..."

D – *Isso é muito freqüente. É a razão de muitos conflitos. Existe uma grande curiosidade dos pais.*

M – Nós, às vezes, também temos, mas precisamos nos retrair um pouco.

D – *E como é que fazem?*

M – Lembro muito bem da minha adolescência. É um período ainda muito presente. E, quando surge algum conflito entre o que penso e o que o Miguel pensa, imagino como eu gostaria que a minha mãe tivesse reagido na época, para encontrar certo equilíbrio.

D – *Isso a tem ajudado na relação?*
M – Acho que sim.
D – *Embora a adolescência atual seja muito diferente.*
M – Sim, e tem muitos problemas que nós não tínhamos. Mas ajuda.
P – Uma coisa que me ajudou também foi a maneira como fui educado. Meus pais se separaram muito cedo, eu tinha 7 anos e fiquei com a minha mãe e uma irmã, dez anos mais velha que eu. E aos 12 anos já tinha a chave de casa. A minha mãe me deixava sair, um pouco até para me dar responsabilidade. Quando eu saía, ela perguntava: "Que hora você volta?" "À 1 hora." Naquela época, já era bastante tarde. "Se, por acaso, você não vier à 1, telefone dizendo que não vem à 1 mas às 2, para eu poder ficar descansada." Usei esse método com o Miguel. Ele tem a chave de casa desde muito cedo.
D – *Começou a sair com que idade?*
M – Sair à noite? Com 13.
P – Sim, desde os 13 anos e sempre foi assim: com hora para voltar para casa. Até hoje.
D – *Vamos agora falar sobre isso. Como foram vividas as saídas? Na primeira vez que autorizaram o Miguel a sair e voltar um pouco mais tarde, o que conversaram? E como tem sido ao longo destes três, quase quatro anos?*
M – A primeira vez que ele saiu à noite foi com o Francisco. Era o aniversário de Francisco, ele veio me pedir e eu fiquei... Eu não esperava um pedido desses, ele não tinha ainda 14 anos, nunca tinha saído à noite e eu disse: "Sair à noite, Miguel?" "Sim, mãe. Vai o Francisco e não sei quantos."
P – O Miguel também nos conhece muito bem. Ele sabe que não nos pode deixar pensar muito. Quando quer alguma coisa, é

tipo ataque: "Posso fazer isto?" Não nos pode deixar pensando muito. Nós dizemos que sim ou que não. Se estivermos indecisos, vamos mais para o sim que para o não.
M – Eu disse: "Não sei, tenho de falar com seu pai". Ele me pegou desprevenida. Entretanto, aparece-me a mãe do Francisco lá em casa: "Olhe, o Francisco (ele era um ano mais velho) veio me pedir para sair. O que é que vocês acham?" "Não sei. Nós estivemos conversando com ele e não vemos mal nenhum." "Vão sair para uma comemoração deles, acho que sim, quer dizer..." "Mas é que, se nós deixarmos sair hoje, eles vão passar a sair sempre." "Sim, mas eles têm de começar a sair algum dia." E de vez em quando, ainda hoje, conversamos sobre a primeira noite em que eles saíram. Estávamos as duas muito indecisas se deveríamos ou não deixá-los sair. Deixamos. Eles tinham de chegar à...
P – À 1, o Miguel era à 1 hora.
M – Não sei se era à meia-noite ou à 1, já não sei precisar.
D – *Como vocês passaram essa noite?*
M – Agora já consigo dormir, mas ainda lhe digo que não durmo. Claro que não dormíamos. Também, a essa hora, normalmente ainda não tínhamos dormido. Mas mesmo depois, passado um ano, um ano e tanto, enquanto ele não chegava em casa, nós não dormíamos.
D – *Vocês têm receio de quê?*
M – De assalto.
D – *Sim. Uma das coisas que causam preocupação aos pais é o que os filhos fazem, o que lhes pode acontecer.*
P – Esse é o problema: o que se ouve, os assaltos.
M – E a violência.
P – As brigas entre grupos me afligem. Por isso é que, quando está perto da hora de ele chegar em casa, mais quinze minutos

menos quinze minutos, ao ouvir o ruído da chave na porta, fico logo mais descansado. Tenho confiança no Miguel. E também há uma coisa que nos ajuda muito: parece que o Miguel não bebe. De vez em quando até toma uma cerveja, mas ele diz que nas danceterias pede sempre um refrigerante e um sanduíche. Isso é uma vantagem, porque o excesso de álcool pode levar a disparates. A roda de amigos do Miguel é de confiança, mas pode acontecer um problema inesperado.

D – *Foi sempre assim?*

P – Foi, porque o Miguel não é muito de mudar de amigos.

M – Não. Para mim, não foi sempre assim. Houve uma época em que eu andava meio...

P – ... quando ele teve aquela namorada em Benfica?

M – Sim, naquela época eu não sabia muito bem quem eram os amigos.

D – *Você teve receio de que nessa ocasião?*

M – Da droga. Acho que é sempre esse tipo de receio.

D – *Vamos falar um pouco desses receios: os assaltos, a droga...*

P – O medo de que ele saísse à noite era sempre o de que lhe acontecesse alguma coisa. Pedia ao Miguel que voltasse para casa de táxi. E ele dizia: " Pai, mas a mesada..." "Eu não lhe disse que era para pagar o táxi! Venha de táxi e quem paga sou eu. Não quero que volte a pé ou de ônibus. Se você não tiver dinheiro, peça ao motorista que espere, bata na porta e eu lhe dou o dinheiro para pagar. Vá às danceterias ou onde quiser, mas volte para casa de táxi."

M – Mas houve uma fase que durou pouco em que senti bastante medo. Moro perto de um bairro onde existe muita droga. Há traficantes e consumidores que vão lá para se abastecer. Houve uma época em que ele freqüentava duas ruas atrás da minha, um lugar onde eu sabia que existia esse tipo de gente.

P – Era ele que contava.

M – Sim, ele contava. Eu ficava sempre com receio.

P – Mas o fato de ele contar já era um alívio.

M – Sim. E nessa ocasião começou a dar-se com uns amigos que eu não conhecia; tinha noção de onde moravam, mas eu não sabia realmente quem eram. E juntava-se a eles na casa de uma moça aonde iam às 2 da manhã quando não sabiam o que fazer. Ficavam lá toda a madrugada. Paravam perto de um local em que consta que há muita gente drogada, e nessa época acho que até fui bastante chata para ele, proibindo suas saídas. E os castigos (porque de vez em quando ele também era castigado, agora cada vez menos) eram não poder ir a esse lugar. Eu arranjava uma maneira para que o castigo fosse não fazer aquilo que eu não queria que ele fizesse.

D – *Era uma diferença desse período em relação a outros amigos.*

P – Nele, não sentimos grande diferença de comportamento. Na época tínhamos medo de que o comportamento se modificasse por estar andando com pessoas que, para nós, eram muito estranhas.

M – Lembro que houve um momento em que eu achava, e nós sempre o observávamos, que ele era bastante influenciável. Ele não conseguia dizer "não" aos amigos. Isso, por exemplo, acontecia muito com o Francisco. O Francisco dizia: "Vamos, fazemos etc.", e eu percebia que ele não tinha vontade de fazer mas ia atrás... E eu sempre: "Miguel, faça só aquilo que você quer; não vá atrás das outras pessoas". Até mesmo para que ele, se um dia estivesse numa situação mais difícil, soubesse dizer "não". E isso, por volta dos 15 anos, foi um pouco difícil, mas felizmente foram só uns meses.

D – *Em relação ao que estamos falando sobre as modificações de comportamento, também houve momentos em que ele, por exemplo, ficou mais agressivo, menos tolerante? Como vocês lidaram com isso?*

M – Já sentimos isso com o Pedro. Por exemplo, antes a mãe era o máximo, agora já não é.
D – *Como é que se nota isso?*
M – Fica me contradizendo, passou a dizer coisas como: "Mãe, pelo amor de Deus, você ficou maluca? Não é nada assim. As pessoas fazem o que querem". Começou a ter idéias próprias...
P – E ontem, durante a sobremesa...O Pedro gosta muito de fruta, e a mãe estava dizendo: "Sabe por que você gosta muito de fruta? É porque, quando eu estava grávida, comia muita fruta". Depois ele foi lavar uvas para comê-las, e a mãe disse: "Pedro, essas uvas estão mal lavadas". Ele respondeu: "Vai ver que, quando estava grávida de mim, você lavava mal as uvas".
M – Desde as férias estou perdendo qualidades.
P – Acho que é desde que começaram as aulas.
D – *Aconteceu algo semelhante com o Miguel?*
M – Sim, por volta dos 14, 15 anos...
D – *Vamos ouvir o pai sobre isso.*
P – Eu sentia isto: o Miguel começou a perceber as coisas que me enervavam. Então escolhia a hora da refeição, que era quando estávamos juntos, para falar desses assuntos.
D – *Conte uma história como exemplo.*
P – Deixe-me pensar. São tantas que...
M – O pai tem seu jeito de pensar. O Miguel conhecia e conhece muito bem o pai e puxava conversa de maneira a entrar de propósito em contradição com ele.
D – *Isso em que período?*
P – Há um ano e pouco, com 15. Encaminhava de tal modo a conversa... Ele já sabia o que me enervava, então dizia: "Ah, eu? Mas isso é fácil. Chego lá e entro". "Mas como é que você entra, Miguel? Você chega à danceteria e não conhece ninguém..." "Não conheço ninguém? Mas é claro que eles têm de me deixar entrar. Um pontapé..."

M – Sim, isso.

P – Isso é totalmente contra o que eu penso. E ele dizia: "Pai, tem algum problema dar um tapa no sujeito?"

M – É, ele provocava.

D – *Isso acontece muito.*

M – Era uma coisa que me incomodava bastante. Na hora do jantar, ele dizia: "Qualquer dia não janto à mesa com vocês". Fazia chantagem. E eu uma vez disse ao meu marido: "Paulo, você pode discutir sem se irritar", porque ele se irritava demais. Percebia-se que ele queria provocar o pai, que o queria chatear e chateava-o mesmo. Eu lhe dizia para discutir, porque ele queria polemizar, mas para não se enervar com aquilo.

P – Acho que ele queria sondar o terreno. Ver até onde podia ir, descobrir o que me chateava.

D – *Testar um pouco os limites...*

P – Sim. Tenho a impressão de que era isso.

D – *Ele era um tanto provocador nessas coisas.*

P – Mas depois, se fôssemos ver televisão, nós nos falávamos normalmente.

M – As discussões, quando aconteciam, eram na hora do jantar.

P – Era aquela provocação na época, depois acabou.

D – *Em algumas famílias isso não passa. Acontece em todas as famílias numa certa fase, e alguns pais sentem-se muito agredidos com esse tipo de provocação. Depois, penso que reagem com muita força a isso e então se estabelece um conflito.*

P – Também tenho uma maneira de reagir... A princípio falo muito alto, não quer dizer que esteja fora de mim...

M – Costumo dizer que o Paulo mata todo mundo quando está zangado e depois... só faz festinhas.

D – *Mas consegue não ficar zangado depois.*

P – Aquilo passa. Ainda hoje, de vez em quando, ele tenta no

começo do jantar... Mas agora já não dou corda. Sinto mesmo que agora está mais velho.
M – Sim, agora já é na brincadeira.
P – Antigamente dava a impressão de que ele estava o tempo todo provocando. Sinto que agora é só na brincadeira que ele me provoca.
M – Talvez essas coisas acontecessem só no jantar. Na sala, depois da janta, estava tudo bem, porque eu e o Paulo somos muito diferentes. Em geral não discutimos sobre os nossos problemas, sobre o nosso relacionamento. Discutimos sobre diferentes pontos de vista das coisas que nos rodeiam.
D – *Sobre a vida.*
M – Sim, sobre a vida. E muitas vezes era na hora do jantar que se geravam discussões sobre a violência ou o racismo, sei lá, sobre qualquer assunto da ordem do dia. E nós discutíamos as coisas acaloradamente os dois e eu costumava dizer: "Agora vocês pensem o que quiserem, já que nós vemos as coisas de maneira tão diferente um do outro. Vocês podem pensar como quiserem". Discutíamos, mas saíamos da mesa amigos como antes. Talvez isso tenha ajudado quando houve as disputas com o pai...
P – Temos um relacionamento muito bom com o Miguel. Mesmo mais novo, quando tinha 6 ou 7 anos e fazia aquelas bobagens próprias das crianças que os pais castigam, e ele ia para a cama dormir, uma coisa a mãe sempre disse ao Miguel: "Filho, aqui em casa, mesmo que estejamos zangados, A com B ou B com C, quando vamos nos deitar damos um beijo e quando nos levantamos também". E o Miguel, às vezes tão zangado, de manhã se levantava como se nada tivesse acontecido. Ele agiu mal, eu o castiguei, ele sofreu o castigo e é como se tivesse começado tudo de novo. Não há aquele ressentimento. Às vezes eu sentia remorsos de certos castigos que dava.

D – *Mas como vivenciaram essas zangas e esses castigos na adolescência, entre os 13 e os 16 anos? Interessa-me esse período porque às vezes também é difícil para os pais pensar como é que podem castigar.*

P – Uma vez eu o castiguei e foi muito penoso para mim. Até hoje. Ele ia sair à noite e tinha uma hora predeterminada para voltar para casa. Ele podia ficar fora até a 1. Começamos a nos desentender e ele disse: "Mas os tempos evoluíram". Eu achava que as danceterias eram boas até a 1 da manhã. E o Miguel começou a dizer: "Pai, mas é à 1 que aquilo fica divertido". "Então que hora você quer voltar?", perguntei.

M – Isso depois de uma grande discussão.

P – Pedi: "Diga a hora que você quer voltar". "Três, três e meia." E nas primeiras vezes eu adormecia, mas às três e meia estava acordado. Entretanto, passavam as horas: 3 e meia, 20 para as 4, 10 para as 4 e nada. Certo dia fui até a sala para ver se via o táxi chegando. Então ele entrou e eu disse: "Miguel, você sabe que horas são?" "Sei. Eu me distraí." "Você se distraiu? Então, na próxima vez que quiser sair você não sairá."

D – *E conseguiu ser firme?*

P – Consegui.

D – *Você acha que isso é importante?*

P – Custou-me muito. Penso que foi importante para ele perceber. Não sei se ele notou que me causou sofrimento castigá-lo. Mas, se notou, deve ter sido melhor para ele. Senti que foi um castigo duro, porque ele percebeu que merecia o castigo naquele dia.

D – *Acho que há aí uma coisa importante: o sentimento de que castigá-lo foi penoso, mas mesmo assim você se manteve firme.*

P – Sim.

M – Mas houve um momento em que o Paulo e eu estávamos muito nervosos e ameaçávamos: "Agora você vai ficar não sei quanto tempo sem sair". Os castigos eram dados sob tensão, depois víamos os dois que eles eram exagerados. Víamos porque falávamos sobre os castigos que um dava ou que o outro dava. E já não lembro se foi você que deu um castigo muito duro ou eu...

P – Acho que fui eu.

M – E eu disse: "Ô Paulo, coitado. O castigo é tão exagerado". "Pois é, e agora o que é que eu vou fazer? E se você dissesse que era melhor tirar o castigo?" E eu respondi: "Isso não vou dizer. Quem dá o castigo é quem tira o castigo". Acho isso importante.

P – Mesmo a maneira como a mãe ralhava com algum deles, posso no momento não concordar, mas não digo nada na frente deles. Nada. Depois, sem eles estarem presentes, faço o comentário, ou vice-versa.

D – *Muitas vezes tenho encontrado pais que não fazem isso, e os filhos depois se colam ao pai que os defende e põem um contra o outro.*

M – E fazem chantagem. Nós já presenciamos outros adolescentes que fazem isso. Então o Paulo acabou por reduzir o castigo, teve uma longa conversa com ele, explicou que estava muito nervoso e tirou parte do castigo.

P – Era uma semana sem fazer não sei o quê. Um absurdo.

M – Aliás, há um amigo nosso que disse que nunca tinha visto um pai fazer aquilo: pedir desculpa ao filho. Nós pedimos muitas vezes desculpa aos filhos.

D – *É importante admitir que erram?*

M – Penso que sim.

D – *Não é muito freqüente porque os pais se sentem questionados pelos filhos em relação a muita coisa e têm dificuldade em admitir que erram. Eu, por exemplo, acho importante que a certa altura a pessoa possa refletir e concluir que exagerou.*

P – Até em outras coisas. Lembro que uma vez estávamos falando não sei do que e o Miguel também se meteu. Eu estava naquela fase... e disse: "Isto aqui não é conversa com a sua namorada". O Miguel virou-se para mim: "Não sei o que a minha namorada tem a ver com a conversa". Falei uma bobagem dessas, caí em mim e fui até o quarto pedir desculpa porque acho que ele tinha razão. Mas sou uma pessoa que admite que erra. Aliás, eu disse isso a ele: "No meu tempo de colégio, quando todos estavam fazendo bagunça e perguntavam quem era o responsável pelo barulho, eu dizia: 'Sou eu'". Nunca tive problemas em reconhecer meus erros.

M – A minha mágoa em relação a ele quase sempre foi por causa dos estudos. Sempre que eu ia ao colégio me faziam queixas. Sempre, sempre, sempre. Havia vezes em que eu vinha de lá com vontade de chorar porque me sentia o alvo das atenções. Eram os professores e os pais dos outros colegas, porque ele sempre foi um garoto muito irrequieto.

D – *Ele gosta muito de falar?*

M – Adora falar, tem muita graça e é rápido nas observações que faz. É sempre o centro das atenções.

P – Os rapazes gostam disso.

M – E as minhas brigas com ele... Lembro-me de ralhar, ralhar repetidas vezes, dizer montes de disparates, dos mais incríveis que me vinham à cabeça. De ser agressiva com o menino. Normalmente, quando isso acontece e eu acho que passei dos limites, no outro dia, já com calma, digo: "Miguel, vamos falar sobre aquilo de ontem". Há sempre uma segunda conversa, e ele consegue perceber o que é a mãe quando está zangada e o que diz quando já passou a raiva.

D – *Às vezes há pais que repetem muito as coisas. Lembro-me agora de um rapaz que estou tratando que tem grande dificuldade de se levantar e ir para a escola. Chega muitas vezes atrasado. Os pais vão chamá-lo, ele não atende e começa a responder mal. E aí surge um grande conflito, ele começa a dizer palavrões. Era sobre isso que eu queria falar. Quando há discordância em relação aos seus filhos, como fazem para que o seu ponto de vista prevaleça? Como conseguem convencê-los? Por exemplo, se há momentos de grande raiva, até que ponto podem permitir que eles os critiquem? Uma coisa que preocupa muito os pais é os filhos os criticarem a tal ponto que a certa altura perdem totalmente o controle. Aparecem muitos jovens no meu consultório que não apresentam distúrbios psiquiátricos, mas vão lá, por exemplo, porque batem nos pais ou os insultam com palavrões. Há cenas de violência em que o jovem perde completamente o controle e a família fica às avessas. Os filhos é que mandam nos pais.*

M – Acho que desde pequeninos temos de impor limites.

D – *Como se faz isso?*

M – Por exemplo, quando eles chegam aos 10, 11 anos, atrevem-se a chamar a mãe de burra ou o pai de estúpido às vezes. Aconteceu, esporadicamente.

D – *Decerto vocês não deixaram que isso continuasse. Como agiram?*

M – Eu disse: "Isso é linguagem de colégio, com os amigos. Seu pai não é estúpido. Isso não se fala para o pai e para a mãe".

P – Com certeza, a primeira vez que isso aconteceu houve uma palmadinha ou um tapinha. Quase com certeza, mas é tão raro, tão raro. Não me lembro.

M – Mas é desde pequenos que eles começam a tentar.

P – Não é isso. Esses casos também acontecem entre os pais. A ofensa, tanto verbal como física, entre pais também faz com que os filhos pensem: "Se eles fazem, também posso fazer. Se eles dizem, também posso dizer". Não existindo essa violência verbal nem física... Há pouco tempo ela me chamou a atenção para um palavrão que disse ao assistir ao futebol. Daqueles leves, "merda" ou algo assim. Nem no ambiente familiar se deve dizer palavrão, porque depois eles pensam: "Se eles dizem, por que não posso dizer?"

M – Estou lembrando que há uns anos eu estava na cozinha muito chateada com qualquer coisa e disse: "Que merda!", e o Miguel respondeu logo em seguida: "Ah... você sabe dizer palavrões". "Eu sei, você também sabe, mas temos de saber quando podemos usá-los. E eu não sabia que você estava aí."

D – *Às vezes encontro pais que começam a permitir certas coisas e depois, em determinado momento, deixam de ter o controle sobre essas coisas.*

M – O Miguel, quando tinha 14, 15 anos, às vezes levantava a voz, e eu lhe dizia: "Então, menino, o que é isso? Quem levanta a voz aqui sou eu". Eu tinha de dar uma de autoridade. Ele perguntava por quê. E eu lhe respondia: "Porque sim. Porque eu quero". É o último argumento dos adultos. E uma amiga minha diz: "Como é que você, tão pequenina, consegue ter tanta força com os filhos?" Porque o Miguel já era bem mais alto do que eu quando lhe disse: "Será que você está querendo apanhar?" Eles sempre gozaram porque não tenho força nenhuma, mas eu batia.

D – *A sua atitude psicologicamente era firme.*

M – Eu dizia: "Olhe que você apanha", sem estar ainda muito zangada. Ele respondia: "Vai doer muito". Mas, quando eu dava a palmada, aquilo surtia efeito.

D – *A partir de determinado momento esse comportamento aparece menos: uma certa provocação por parte dos filhos.*

P e M – Sim.

M – Quando o Miguel ou o Pedro agora se comportam de modo diferente daquele que me deixava com raiva, digo: "Sim, senhor, você faz muito bem". Quanto a arrumar os quartos, por exemplo. Havia uma época em que eles estavam sempre tão desarrumados... Ainda nesta semana aconteceu de eu mandar arrumar os quartos e eles dizerem que já estavam arrumados. E aí respondi: "Ah, muito bem, não foi preciso eu mandar arrumar. Já estão mais crescidos". Sempre que eles fazem bem qualquer coisa, é importante demonstrar reconhecimento.

D – *Vocês acham importantes esses estímulos?*

P – Sim, acho importantíssimo mesmo, senão os pais passam a ser uns tipos que só repreendem.

D – *Uma das queixas muito freqüentes dos adolescentes é que os pais só vêem as coisas ruins. Não conseguem ver os pontos positivos. Talvez em algumas famílias as pessoas tenham um comportamento muito crítico em relação aos filhos. Eles se queixam muito disso. Vocês acham importante estimular as coisas positivas? Chamar a atenção para as coisas que eles conseguiram fazer bem?*

P – É importantíssimo.

M – Falando da minha adolescência, lembro que uma vez fui ajudar uma tia a arrumar a casa e ela disse: "Que maravilhosa você foi, ajudou tanto, ficou tudo tão limpo". Aquilo me encheu de alegria e eu comentei: "Tia, gostaria tanto que a minha mãe dissesse isso quando eu a ajudo". Então procuro fazer exatamente isso.

P – Até mesmo nós, adultos, gostamos de ouvir elogios; portanto, as crianças com certeza também gostam de ouvir. Na vida profissional, todos apreciamos o reconhecimento: "Sim, senhor, um trabalho bem-feito". Eles também gostam, com absoluta certeza. Quando se saem bem em qualquer coisa, temos de dizer isso. Assim como dizemos quando algo está malfeito.

M – Acho que neste ano o Miguel amadureceu muito.

D – *Em que notaram esse amadurecimento? Existe um momento em que eles dão um grande salto psicológico.*

M – Ele amadureceu nas conversas: interessa-se por assuntos pelos quais não se interessava. No comportamento provocador. Está mais disposto a ajudar. Mas na presença dos amigos é diferente, não é?

P – Quando está com os amigos ou com adultos e a conversa

fica animada, ele se enche de entusiasmo. Entra na animação dos adultos. Isso ainda acontece bastante.
M – Sim, mas ele ainda não é um adulto. Outra coisa que senti foi o retorno dele. Já sai mais conosco.
P – Isso é engraçado.
D – *Ter outra vez prazer em...*
M – Não é sempre, mas ainda hoje vamos jantar fora e eu lhe perguntei se também queria ir, e ele respondeu: "Quero".
D – *É engraçado o que você está dizendo. Parece que houve um período em que ele teve necessidade de se afastar, ter os programas dele com os amigos. E agora de vez em quando sai com vocês.*
P – Dá a impressão de que ele quer encontrar um certo equilíbrio entre os amigos e a família.
M – Outro dia nós fomos a uma festa que em princípio parecia ser muito chata porque só haveria adultos e crianças e então o Miguel preferiu ficar em casa. Nós chegamos e dissemos: "Miguel, você foi um bobo por não ter ido. Foi muito bacana. Algumas coisas o teriam chateado, mas até que foi legal. E você, gostou de ficar em casa?" "Ih, mãe, já estou como você: às vezes me agrada, outras vezes não". Mas ele tem saído conosco e já o sinto mais agarrado a nós. Conversa muito mais comigo e com o pai.
P – Acho que há uma experimentação: "Sou independente. Não tenho nada a ver com os pais". Se a gente deixar que saiam, com limites relativamente controlados, eles depois voltam. Voltam porque sentem que...
D – *Acho essa frase muito importante.*
P – Sim. Eles sentem que a gente os deixou experimentar para poderem comparar.
D – *Isso deve ser de grande ajuda aos pais, porque muitos deles pensam que os filhos não voltam. Há jovens que se afastam definitivamente, penso que muito mal, porque vivem de tal forma a experiência fora da*

família que entram em grande conflito com os pais e depois não conseguem mesmo voltar. Mas acho que é exatamente isso o que você está dizendo. É muito importante que eles vivam a sua experiência de autonomia e que os pais a controlem com regras, como disse, mas também acredito que há um retorno.

P – Depois eles fazem uma comparação.

M – Ele agora vê os amigos que levam aquela vida de se levantar quando querem, deitar-se quando querem etc. – coisas que ele sempre achou o máximo – por outros parâmetros. Penso eu, dentro dos parâmetros da família.

D – *E os estudos? Ainda não falamos de como eles lidam com os estudos.*

P – Antes de passarmos aos estudos, queria dizer que é importante uma coisa: na educação dos filhos o fator sorte também conta muito.

D – *Isso tem muito a ver com a turma que eles escolhem, com certos fatores do acaso.*

P – Pode ter importância... Talvez não seja tanto a sorte. Saber onde o filho está, os amigos que tem no local onde vive, isso tudo é importante. O Miguel, por exemplo, deu-se com garotos de uma classe social mais baixa com problemas muito graves. Deram-se durante muitos anos, mas algo do gênero "passamos por aí à noite para conversar". Nunca ficaram amigos. Eram conhecidos. Quando não têm nada para fazer, encontram-se e ficam conversando até as 2 ou 3 horas. Por mais que a gente dê conselhos a um filho, não se pode escolher a vida por ele.

M – Mas, por outro lado, acho que eles têm uma vida muito mais chata.

D – *Em que aspecto?*

M – São muito mais pressionados. Têm de ir bem nos estudos, têm de tirar boas notas, porque "se os outros tiram, você também tem de tirar". Todos os pais fazem isso. Eles têm os horários muito mais preenchidos. Claro, nós fazemos o possível para preenchê-los. Eles vão para o colégio, depois vão para a natação, outras vezes vão ao tênis... Eles têm só um pouquinho do dia para si próprios, e mesmo assim é para estudar. E mais um pouquinho para ver televisão. E, aí, às vezes nem é o que gostariam de ver naquele momento. Têm uma vida muito mais rotineira do que nós tínhamos na adolescência. Eu, em comparação com os meus filhos, levava uma vida muito menos rotineira, porque só tinha aulas de manhã.

D – *Juntando as duas coisas, eles por um lado têm muito mais solicitações e por outro muita pressão. Vocês dois se referiram a conversar com os filhos adolescentes. Acham importante falar com eles?*

P – Sim. Nós conversamos à noite. Temos televisão na cozinha, mas ela se tornou um bibelô porque tanto nós como eles perdemos o hábito de ligá-la. Então eles chegam do colégio, estudam e, quando nos sentamos os quatro à mesa no jantar, conversamos. De um ano e meio para cá conseguimos conversar muito mais do que antes.

D – É, mas existem famílias em que essa coisa aparentemente simples de se sentar à mesa não acontece. As pessoas perderam um pouco o hábito de se sentar em volta de uma mesa. Cada um come numa hora diferente e numa bandeja.

M – Bem, isso também acontece às vezes. Ou porque fomos a um lugar qualquer, ou porque eles estão jogando futebol, ou quando o Miguel vai à natação. Nessas ocasiões, os horários não coincidem. A exceção é não comermos todos juntos, e eu sempre disse: "Na hora da refeição todos devem estar em casa". E houve castigos. Eu lembro que o Miguel de vez em quando chegava às 8, em vez de às 7 e meia, e eu lhe dizia: "A hora da refeição é sagrada". É pouco o tempo que podemos estar todos juntos. Depois se vai para a sala e lá se vê televisão e as pessoas querem ouvir e começam a dizer: "Fique quieto, espere um pouquinho". Enfim, é durante as refeições que há realmente mais diálogo.

P – São hábitos que nós temos, que criamos e eles aceitaram bem. É uma questão de hábito. É a refeição e ainda outra coisa: enquanto alguém estiver comendo, ninguém se levanta da mesa. Do contrário é uma confusão, uma pessoa ainda está comendo e outra se levanta, nem pede licença nem nada.

M – Há certas regras que os nossos pais nos ensinaram e...

D – *Muitos pais têm muito pouca convicção em mantê-las.*

M – Acho que essas regras fazem muito bem, e os filhos precisam delas. Senão, não sabem quando podem ou não fazer o quê.

D – *Podemos ter alguma esperança nos jovens de hoje? Qual é a sua opinião geral, com base nos jovens amigos dos seus filhos, nas histórias que ouvem? Devemos terminar com uma mensagem de esperança?*

P – Tenho muita, muita esperança nos jovens. Não em todos, mas, como regra geral, tenho. Gosto da maneira como eles vêem o amanhã. Eu às vezes tenho vontade de ter 17, 18 anos agora. Como eles se divertem nessas festas de aniversário que fazem!!!

M – Posso não escolher o amigo que ele tem, mas posso falar sobre determinados comportamentos dos amigos que ele escolhe. Posso dizer o que acho sobre isso sem pressioná-lo muito.

P – Muitos pais tentam fazer isso e não conseguem.

D – *Bem, vamos falar um pouco dos estudos? Como vocês fazem para que eles estudem? Há momentos em que eles não querem estudar.*

M – Isso é difícil. Na época da escola primária, fiz o possível para que, logo que chegassem em casa, lanchassem, vissem os desenhos animados e depois fossem estudar. Iam para o quarto estudar sempre com a minha ajuda.

P – E também nos fins de semana.

M – Sim. Sempre os ajudei bastante. Na sétima série achei que tinha de parar com aquilo, senão o Miguel iria sempre depender de alguém para estudar. E eu lhe disse mesmo: "Agora você já está mais crescido, venha para casa e estude". Foi um momento em que ele também já se considerava mais crescido, e eu achei que, se era crescido para fazer certas coisas, também era crescido para fazer outras. Ele é que tem de saber o que deve estudar. Ele não foi um aluno brilhante, mas nunca teve problemas no fim do ano. Foi sempre passando. Mas era preciso lembrar: "Então, você não tem nada para estudar hoje?"

P – Tem fases.

M – Sim. Há ocasiões em que ele diz: "Ninguém me manda estudar". Ele também já é um homenzinho, já sabe, mas, durante muito tempo, não foi assim. Andei sempre em cima dele. Fui bem chata. Costumo dizer quando estou irritada: "Sou muito chata. Mas é assim, as mães têm de ser chatas".

P – Uma coisa que nós sempre ouvimos no colégio é que se o Miguel estudasse seria um aluno brilhante. Ele sempre estudou apenas o mínimo para passar. Se precisava de um 7 tirava 7, não estudava mais. Ele já se vê na faculdade, mas antes falta saber o que é necessário para chegar lá. Ele tem de pensar: para conseguir aquilo que quero tenho de fazer isso.

D – *É preciso haver grande apoio dos pais, uma forte vigilância, não acha?*

M – Sim, sim. Como espiar os cadernos e não dizer, para saber o que ele anda fazendo, e depois perguntar: "Então, como é que vai o inglês? Mostre o que você tem feito". Depois, quando via que ele não estudava o que devia, eu ficava brava e dizia: "Você precisa estudar mais". O Miguel sempre foi pressionado. Sei que há pais que não sabem se os filhos já fecharam as notas, em que matéria encontram dificuldade...

D – *Às vezes até desconhecem as disciplinas que eles estão cursando.*

M – Isso me deixa bastante confusa.

D – *Essa situação é muito freqüente.*

M – Muitas vezes eu perguntava: "Então, como é a professora? E o que ela está dando? Você gosta da matéria?" Acho que fui um pouco chata e provavelmente vou continuar a ser com o Pedro, mas tem de ser assim.

P – Criamos o hábito de eles estudarem todos os domingos. Nunca combinávamos nada para domingo. Sempre respeitamos isso, porque também queríamos ver o que é que eles estudavam.

M – Uma coisa que também acho importante é estimulá-los para que não faltem às aulas. Deve existir certa organização. Vejo amigas minhas cujos filhos faltam dois ou três dias para passar um fim de semana fora ou porque não lhes agrada muito ir à aula naquele dia, pois estão um pouquinho resfriados. E as mães dizem: "Olhe, não precisa ir à escola hoje!" Depois eles não percebem que precisam ter método e que temos de fazer coisas que não nos agradam.

P – O Miguel nunca faltou a uma aula?

M – Faltou uma vez de manhã porque estava com febre.

P – Até os 13, 14 anos praticamente nunca faltou.

D – *Faltar por faltar, não é?*

P – Lembro que uma vez fomos à Itália, quando o Miguel estava na terceira série, e falamos em ele ter de faltar dois dias. E eu disse: "Você tem de falar com a professora para ver se não há nenhum problema".

M – Isso aconteceu dois dias antes das férias.

P – Falamos com o Miguel, falamos com a professora, e ele disse: "Só vou se a professora concordar". Nessa altura, na terceira série. Ah! E no ano passado ele faltou uma manhã às aulas; quando soube, eu o repreendi mas não castiguei. Todos nós fizemos bobagens, e na primeira vez que se falta por vontade própria não há necessidade de castigar.

M – Sim, normalmente na primeira vez ninguém castiga ninguém.
P – Quando o problema se repete, é diferente. Quando aconteceu a primeira vez, eu disse: "Miguel, não faça mais isso. Você só se prejudica. Se fizer isso de novo, seu pai vai se aborrecer com você". Não faltou mais. Primeiro, deve-se aconselhar.
D – *Uma coisa eu acho importante: a sua experiência de permanecer em casa. Como é que tem sido? É uma experiência diferente da que ocorre em muitas famílias em que o casal trabalha. Você acha que isso tem sido importante para eles?*
M – Tem sido importante para eles e para mim. Houve um momento em que eu quis trabalhar, cheguei mesmo a fazer entrevistas. E um dia eu tinha uma entrevista para secretária, estava na casa da minha sogra. Telefonei para lá e falei com um homem que marcou para o dia seguinte às 9 da manhã. Isso deve ter sido durante as férias das crianças. Desliguei e contei ao meu marido que ia lá às 9 do dia seguinte, e ele perguntou: "Às 9 da manhã? E as crianças?" "Ficam com você." "Ah, desculpe, mas não posso ficar com os meninos." "Você não pode ficar com eles amanhã? Então não vai poder ficar nunca." E eu pensei: das duas, uma; ou eu me dedico aos filhos ou não. Acho que teria dificuldades em me dedicar às duas coisas ao mesmo tempo. Penso que devemos nos dedicar o tempo todo a eles. Há pessoas que conseguem, enquanto estão com as crianças, dedicar-se a elas inteiramente. Mas eu senti a dificuldade, porque também gosto de me dedicar integralmente ao meu marido. Gosto da casa arrumada... bem, uma série de coisas. E pensei: "Se você não ficar com os meninos quando eu não puder estar com eles, vou telefonar ao homem e dizer que não vou". E, em outras ocasiões em que surgiram oportunidades de emprego, fiquei pensando o que os meninos perdiam e eu também ao deixar de ficar com eles. E achei que não valia a pena.

D – *Felizmente no seu caso é possível.*

P – Com certeza absoluta teríamos tido uma vida muito melhor no aspecto financeiro. Temos uma vida desafogada. Poderíamos ter passeado muito mais, poderíamos ter feito muitas coisas mais. Mas as crianças não teriam sido tão bem acompanhadas.

M – Fizeram natação, tênis.

D – *Você deu apoio a isso tudo.*

M – Sim. Levava-os para a casa de amigos, ia buscá-los. Estava sempre com eles para ajudá-los a fazer os trabalhos.

P – Estar com eles quando precisam, para não terem de esperar que os pais cheguem.

M – Uma coisa em que eu hesitava eram as férias. O que é que eles fazem nas férias? Quando pensava bem, optava por eles.

D – *Agora você vai sentir mais necessidade de um emprego, ultrapassada a adolescência deles.*

M – Sim, acho que sim.

D – *Bem, agora vamos terminar a entrevista. Queria que deixassem uma mensagem.*

P – Não falamos sobre uma coisa, as semanadas. Desde pequeninos que têm. O Miguel já tem mesada, mas o Pedro tem semanada.

D – *Na adolescência, agora nos 16, 17 anos ou nos 15, 16 anos, o que eles fazem com a semanada?*

M – A mesada é para as saídas.

D – *E pede mais dinheiro para as coisas dele?*

P – Não.

D – *E, se pedir, o que vocês fazem?*

P – Analisamos o problema. É preferível que ele diga: "Olhem, estou meio apertado".

D – *Em geral não faz aquela cara chateada?*

P – Não, não.

D – *Vocês acham bom esse sistema de mesada?*

P – Sim, para ele aprender a lidar com o dinheiro. Deixamos sempre um suplemento na conta para qualquer necessidade urgente, mas no fim do mês esse suplemento deve estar na conta.

M – Quando abrimos a conta, pusemos lá 25 contos a mais do que ele precisava. Dissemos: "Pronto, fica aí. Um dia você precisa, o dinheiro está aí. Mas esse dinheiro não é para ser gasto com qualquer coisa".

P – Damos sempre algum dinheiro a mais. Pode passar por alguma necessidade, pode estar em um lugar qualquer e querer comprar alguma coisa.

M – Então, há um mês, mais ou menos, ele comenta comigo: "Sabe o que fiz? Não sei se fiz bem, se fiz mal. Emprestei 25 contos a um amigo". "Você emprestou 25 contos para quê?" "Para ele comprar uma roupa de surfe." "Mas com que dinheiro?" "Com o dinheiro que o pai pôs na conta." "Você usou o dinheiro do pai?" "Acha que ele vai ficar chateado?" "Você vai ter de contar a ele." O pai conversou longamente com ele sobre o caso. Ainda por cima, o outro demorou meses a pagar.

P – Claro. O rapaz está estudando, vive com a mãe, que está separada. Um rapaz de 16 anos não pode pedir 25 contos emprestados, porque não pode pagá-los. Era isso que ele devia ter pensado. "Onde é que ele vai arranjar dinheiro para pagar?" "Não sei." "Claro, ninguém sabe." Depois foi um martírio para receber o dinheiro.

M – Nós já tínhamos decidido que, se não recebesse o dinheiro, era ele que pagaria.

D – *Ainda bem que falamos na questão do dinheiro, porque é fonte de conflitos. Muitos rapazes e moças passam os dias pedindo dinheiro aos pais. Os pais discutem se dão ou não dão e depois há conflitos diários sobre a questão. Muito bem, agora vamos terminar. O que vocês acha-*

riam importante dizer a um pai e a uma mãe com filhos de 15, 16 anos? Apenas duas ou três idéias que julguem importantes.
P – Para concluir, acho importante que os adolescentes ouçam os pais. Porque os pais dão conselhos; quando nós os repreendemos ou não deixamos fazer tudo o que querem, digo: "É sempre para o bem de vocês". Discordo totalmente dos pais que dizem: "Se eu não fiz, o meu filho também não faz".
M – Também há pais que entram em competição com os filhos. Acho que antes de tudo devemos sempre ouvir uns aos outros. Porque nós às vezes esquecemos como os adolescentes pensam. Eles têm problemas que nós não vemos da mesma maneira.
P – E a adolescência de agora não tem nada a ver com a nossa. Os jovens têm muito mais solicitações do que nós tínhamos.
D – *Em que aspecto?*
P – À noite, por exemplo. Nós não tínhamos nada para fazer à noite. Ou íamos a festas, quando havia, ou ficávamos na rua conversando até as 2 da manhã. Íamos para um café conversar. Eles têm danceterias, têm bares, têm as casas dos amigos.

5

Reconstruir

Sou daqueles que pensam que o aumento do número de divórcios está ligado à busca persistente do amor. E também julgo que um casal se divorcia sobretudo porque o amor acabou.

Quando a paixão se extingue e já não é possível renovar aquele "movimento coletivo a dois" de que fala Alberoni*, a ruptura da relação afetiva surge como uma possibilidade. É necessário então que o casal analise consciente e profundamente o que está acontecendo e procure alternativas na maneira de viver. Infelizmente, muitos homens e mulheres não são capazes de refletir com seriedade sobre a própria vida e decidem-se por soluções de início não definitivas, mas que o tempo e os acontecimentos tornam inevitáveis. Pessoalmente, não acredito em separações temporárias, com a expectativa de que o afastamento reaproxime o casal, nem tenho fé em terapias individuais em que um dos cônjuges assume o papel de doente, como se o outro nada tivesse a ver com o que está se passando.

* Popular sociólogo italiano, Francesco Alberoni adquiriu renome mundial após a publicação de *Enamoramento e Amor*, seu livro mais vendido e traduzido (N.E.).

Um casal em crise deve analisar o passado e o presente da relação sem idéias preconcebidas, valorizando os aspectos positivos do que se viveu, mas sem fazer psicologia. O pior que pode acontecer é começar a responsabilizar a família de origem do outro pelo que de mau está sucedendo. Os amigos podem ajudar, se de fato o são, para que a crise não fique confinada às paredes de casa e para que se possam ouvir opiniões de pessoas que conhecem o casal em interação com o exterior. Mas a intimidade que se perdeu só pode ser recuperada dentro de cada um em diálogo com o outro. Os filhos deverão ser, tanto quanto possível, preservados da decisão de permanecer ou ir embora, porque essa é de fato uma resolução que só diz respeito ao casal. Não acredito mesmo naqueles que dizem "não me separo por causa dos meus filhos"; acho que no fundo têm medo da ruptura ou ainda alimentam uma leve esperança de transformar o outro.

Um casal em crise pode ainda recorrer a um terapeuta, que deverá ser um especialista em saúde mental com experiência em terapia de casal. São catastróficas as idas a psiquiatras que enchem de remédios um dos cônjuges, sem verem – porque não sabem ver – que quem está doente não é ele nem ela, mas sim o casamento, o "nós" de que fala o meu mestre americano Carl Whitaker*. Uma terapia de casal é um encontro regular entre marido e mulher e o profissional, no qual se procura encontrar uma alternativa, que poderá ser o renovamento da relação ou o divórcio. O objetivo da terapia não é transformar um mau casamento em uma união feliz, porque isso só um milagre poderá fazer. É antes ajudar o casal a compreender que permanecer junto ou afastar-se não pode acontecer sem sofrimento e sem mudança. Não há divórcios felizes nem casamentos perfeitos.

* Psiquiatra, criador da terapia experiencial da família (N.E.).

Sou de opinião que o advogado só deverá ser consultado depois de esgotadas as possibilidades de reconciliação. Infelizmente, o nosso sistema judicial está todo voltado para uma espécie de Sporting-Benfica, em que o advogado dele tem de ganhar do advogado dela, para não sofrer "chicotada psicológica", como no futebol. Ora, no divórcio todos perdem, sobretudo os filhos, e o que é importante é evitar que a derrota deixe marcas.

Em muitos países, os Tribunais de Família dispõem de Gabinetes de Mediação Familiar, em que técnicos imparciais (não são "dele" nem "dela") ajudam o casal a refletir e a dialogar antes da sentença judicial. No caso de a solução ser o divórcio, o Gabinete de Mediação ajuda o casal a encontrar um acordo de separação que defenda o bem-estar dos filhos e promova uma ruptura sem danos graves. Em Portugal, o recém-criado Instituto Português de Mediação Familiar é uma associação privada que reúne especialistas de formação diversa disponíveis para ajudar os casais em processo de divórcio, mas ainda necessita de maior expansão para poder ser útil.

Seja como for, quando o amor acaba e o diálogo conjugal não encontra alternativa exceto a ruptura, o divórcio pode ser uma solução que evita a destruição do casal ou maiores sofrimentos aos filhos.

E, depois do divórcio, a palavra de ordem é reconstruir. Mesmo que não haja outras uniões, para formar uma família nova a que se chama de reconstruída, é preciso edificar de novo aquilo que caiu com a ruptura, tudo o que balançou com a crise e é preciso manter.

Vamos agora dar a palavra a uma mãe e a um pai divorciados. A mãe, Elisa, sentiu de forma dolorosa todos os problemas que um divórcio provoca. Corajosamente, lutou junto dos filhos para vencer as dificuldades de uma família com um só educador. O seu depoimento é um alerta para todas as famílias em situação semelhante.

Segue-se um breve resumo de uma conversa com um pai divorciado. É visível que Fernando não é um "pai de fim de semana" e tem sabido manter com os filhos a "relação de pele" de que fala. É essencial que os homens divorciados assumam crescentes funções na educação dos filhos (que vivem com a mãe), mantendo com eles uma relação de presença constante e descoberta mútua.

Elisa

Daniel – *Muito obrigado por ter vindo colaborar nesse projeto. Gostaria que você começasse dizendo a idade dos seus filhos e como eles se chamam.*

Elisa – Tenho dois filhos, o Manuel, com 13 (fez agora em julho), e a Mariana, com 16 (completou em maio). O Manuel passou para a oitava série e a Mariana para a segunda série do colegial.

D – *Como tem sido viver com eles a adolescência? Que dificuldades tem tido?*

E – Não consigo falar dos dois ao mesmo tempo.

D – *Claro.*

E – Podia ser que a adolescência deles tivesse sido parecida e a estivessem vivendo da mesma maneira um e outro, mas não. A Mariana é completamente diferente. Ela tem amadurecido de maneira harmoniosa, quer dizer, não tem entrado em choque com aquilo que chamamos de viver de forma mais adulta, entende? Muita coisa foi e é vivida entre mim e ela, quer quando ela tinha 9, 12 ou 15 anos, quer agora. A Mariana não me transmite problemas... Eu não os sinto.

D – *De qualquer maneira ela tem se modificado muito... Na condição de mãe, como você tem vivido essas modificações? Lembre-se de que este livro é sobretudo para dar voz aos pais. Uma menina de 9 anos é diferente de uma moça de 16. Como você tem vivido como mãe essas modificações?*

E – Tenho a sensação de que há coisas que a Mariana não me conta, assuntos em que não se abre comigo. Mas há um campo em que nós nos damos bem.

D – *Há um campo comum e um campo que não é comum. Tem alguma idéia do que ela não fala? Acho isso muito importante. Há momentos em que os jovens precisam não falar. Como você sente e vive essa questão?*

E – Não vivo propriamente angustiada com isso, com o que ela não diz. Às vezes me sinto assim... Tenho receio. É nesse campo que tenho medo daquilo que ela pode eventualmente, sozinha, não fazer bem e vir a ter problemas. Estou pensando concretamente na relação com amigos, namoros que eu... De repente, passa-me pela cabeça que ela talvez já tenha algum namoro ou alguma relação que ela não me diz. Mas não me preocupo com o fato de ela não me contar, posso preocupar-me eventualmente com a minha imaginação: que em certo momento ela pode vir a ter problemas que não conheço, que não sei, para poder encontrar uma maneira de ajudá-la.

D – *Por exemplo, o que pode acontecer que a preocupe?*

E – Como mãe, tudo me passa pela cabeça, porque a Mariana me dá a sensação de que é capaz de ter tido uma certa proteção, excessiva, que ela própria aceita – parece-me. Enfim... É o tal campo dela em que não entro. De repente, ela pode começar a relacionar-se com pessoas que não conheço ou até posso a não vir conhecer. Ela sabe que não exijo nem pedirei que me conte.

D – *Portanto, há uma zona da vida dela que...*

E – Há zonas da vida dela em que eu sei que não vou entrar, e com certeza, conscientemente, não quero nem devo.

D – *Concordo com isso, quando diz "eu não quero", mas sabe que para certas mães e pais, sobretudo para certas mães que estão mais em contato com os filhos, é muito difícil não ter acesso a essas zonas: a zona do namoro, a da amizade. Encontro pais que desejam saber muitas coisas e querem invadir esse campo. O que você pensa disso?*

E – Da minha experiência e daquilo que eu pretendo com a Mariana, não vou forçar. Não vou sequer tentar que ela verbalize. Prefiro relacionar-me com ela no campo que nos é comum de uma forma muito saudável e... (não digo aberta, porque também não sou muito aberta) muito verdadeira, talvez viver com ela situações comuns do dia-a-dia das mulheres, como, por exemplo, escolher a roupa, fazer compras, economizar, programar o nosso tempo... Ela é capaz de se relacionar e dá opiniões.

D – *Você dá importância à opinião dela?*

E – Dou. E depois digo: "Não, Mariana, não me sinto bem assim" ou "sim, senhora". Há um campo da minha vida, em relação às minhas decisões, em que me questiono até que ponto devo partilhá-lo com a Mariana. O que vou fazer ou, por exemplo, dar-lhe conta de que posso não vir cedo e ela já sabe onde é que estou. Portanto, há um campo meu em que ela também entra. Essa atitude não é de agora... Lembro que, quando ela tinha 9, 12 anos, também já a avisava de que iria chegar mais cedo ou mais tarde. Se precisasse telefonar para avisar, chamava a ela própria ao telefone...

D – *E há um campo seu em que ela não entra?*

E – Sim, completamente. E ela, não sei se se dá conta mas é provável que sim, também não verbaliza: "Mas, mãe, você também não estava naquele dia em que telefonei e você não me disse". Isso não, não deixo que entre. Agora, as minhas preocupações com a Mariana...

D – *Espere só um pouquinho. Você disse agora mesmo uma coisa muito importante, que é uma zona comum. Qual é a zona comum entre uma mulher de... quantos anos você tem?*

E – ... 43.

D – ... *de 43 anos e uma filha de 16? O que pode existir em comum? Já vimos que há uma coisa, que com certeza é mais íntima e não se compartilha, que é a zona do amor, da sexualidade. O que existe em comum? O que se pode partilhar com uma moça de 16 anos? O que se pode partilhar com ela como mãe? Isso é outra coisa que os pais dizem: "Não temos nada a ver com a vida deles. Não conseguimos fazer coisas com eles. Eles não se interessam pela nossa vida". É como se os jovens vivessem em um mundo e os pais em outro.*

E – Não tenho essa experiência com a Mariana. Há um exemplo muito recente. Em julho eu estava de férias e ficamos trinta dias numa praia. A Mariana tem os seus amigos na praia, pois passamos os dias à beira-mar. Mas são os outros que vêm à barraca dela. Não sinto que ela necessite afastar-se de mim (ia dizer: para fazer o que ela quer) mas... para viver aquilo que no momento ela quer. Não se afasta de mim. Inclusive houve uma amiga que quis ir às dunas, uma região mais distante das barracas. Eu ainda não tinha chegado à praia e ela deixou recado com uma vizinha da barraca, uma pessoa conhecida, e quando eu recebi a informação fiquei tranqüila, totalmente tranqüila. Ela demorou mais um tanto e, quando voltou, disse: "Mãe, você já devia estar preocupada, mas, sabe, eu não pude dizer à Vera para esperar até você chegar à praia e resolvi ir". Claro que eu, como estou sozinha, tenho toda a responsabilidade sobre eles, e é ela que diz isso... Ela é que se preocupa em me dar satisfação. Mas eu disse logo: "Mariana, se tivesse acontecido alguma coisa, tanto fazia eu ter sabido ou não. Quer dizer, é você mesma quem deve tomar conta de você". Mas ela age assim.

D – *Isso não tem também a ver com a sua atitude em relação aos amigos e amigas dela? Ou seja: como é que você faz? Tem a tendência de chamar os amigos dela para perto de você?*
E – Gosto disso. Tenho como objetivo conhecer os amigos dela. Só que não posso dizer isso assim abertamente: "Espere aí, primeiro eu conheço e depois é que..." Forço situações em que acabo por conhecê-los. Por exemplo, digo: "Então, Mariana, ele estuda? Como é que é?" E ela é muito crítica, quase ninguém serve para ela. Mariana tem opiniões firmes. É um pouco rígida... Eu quase sempre contemporizo... Digo-lhe para sair, para se encontrar com os colegas e amigos. Só a partir da sua vivência terei possibilidade de confrontá-la com outras situações difíceis da vida.
D – *Ela é boa aluna?*
E – Sim. A Mariana se posiciona de forma muito determinada e diz: "Não há motivo para meus colegas não estudarem. Não fazem mais nada na vida. Devem estudar!" Ela acha que a mãe ganha mal. Deseja vir a obter um cargo em que possa ganhar mais. Bem, isso às vezes me preocupa. Essa pequenina mulher também me preocupa um bocado.
D – *Acha que às vezes ela é adulta demais?*
E – Sim. Por um lado, isso me dá muito sossego e conforto, mas fico meio ambivalente, porque, por outro lado, ela ainda tem alguns anos à frente de mutações e alterações. Mesmo quando tiver 20 anos... Mas às vezes me sinto bem tranqüila porque a Mariana não dá problemas, não é? Mesmo em relação a uns primos dela, filhos de uma irmã minha, que são significativamente mais novos (o mais velho tem 11 anos), ela tem atitudes de "mãe". Demonstra preocupações que eu acho muito bonitas até com os meus pais já idosos. Gosto disso, porque ela me deixa tranqüila como mãe.
D – *Mas estávamos falando da sua atitude em relação aos amigos. Por exemplo, se ela diz que gostaria de levar em casa um amigo ou um*

rapaz, qual é a sua atitude? Os rapazes fazem parte daquela zona que ela não quer partilhar?

E – Ela não tem levado rapazes lá em casa. Penso que ainda não chegou essa hora ou então nunca vai chegar porque ela vai sempre querer encontrar-se com os amigos fora de casa. Mas se quiser levá-los lá em casa, da minha parte gostaria muito. Penso em não fazer deles minhas visitas... Ela seria sempre a anfitriã... Eu me posiciono assim.

D – *Ela já teve algum namorado?*

E – Que eu saiba, não. O colégio onde a Mariana estuda é misto, e ela tem alguns colegas desde os 3 anos. Julgo que... até porque às vezes o irmão lhe faz umas piadas e, como estudam no mesmo colégio, tiro umas conclusões. Mas ela trava imediatamente, diz que é bobagem. Agora os rapazes, os colegas do colégio, têm pela Mariana... Penso que não é só por ela ser boa aluna, mas lhe telefonam normalmente para saber quais são os deveres, que matéria cairá na prova. E ela sabe tudo. Mas para ela são sempre uns "burros", "não entendem nada". Eles vão ao encontro dela. E claro que conheço quase todos os pais dos colegas da classe. Não tenho grandes preocupações se serão esses os namorados da Mariana, se virão a ser esses os namorados dela. Enfim, se forem desconhecidos, é com essa realidade que terei de conviver.

D – *Mas as moças vão à sua casa.*

E – Sim, ela leva algumas amigas lá em casa.

D – *Qual é a sua atitude?*

E – É de abertura, até facilito. Elas ficam no quarto. Há uma vizinha no bairro em que moramos que é muito amiga e vai sempre lá. Até já esteve lá só comigo, sem a Mariana. Se a Mariana está com ela, eu até posso sair, elas ficam em casa. Isso com a Mariana.

D – *Já vamos falar do outro filho. Por exemplo, às vezes você fica conversando um pouco com a Mariana e com a amiga?*

E – Com a Mariana e a amiga não, porque ela prefere que eu não esteja presente. Posso falar com a amiga. Ela não estranha nem se importa.

D – *A sua filha preserva bastante a intimidade dela, certa privacidade.*

E – Sim, sim.

D – *Acha importante isso na adolescência?*

E – Sim, essencial. Mas já era assim antes. Não passei a agir dessa maneira com a Mariana na adolescência. Isso é bom. Nesse aspecto, eu me sinto muito feliz por ter criado a Mariana sempre respeitando uma parte só dela. Mesmo quando pequenina tinha espaços só dela... Nunca abria a correspondência que lhe era destinada. Mesmo com 2 anos... E por aí afora.

D – *Como você conseguiu garantir essa privacidade à Mariana e ao mesmo tempo ter a tal zona comum com ela de que falamos há pouco? Existem pais que querem manter sempre uma zona comum e os jovens se queixam de que não têm direito à privacidade, que os pais invadem o quarto, lêem as cartas, ouvem os telefonemas. E existem, pelo contrário, outros pais que se queixam de que os jovens estão completamente afastados, ficam o tempo todo dentro do quarto e só se juntam à família na hora da refeição. Encontro muito esses dois extremos. E isso que você está me dizendo faz sentido. Há uma zona comum com a sua filha, mas há uma zona de privacidade dela.*

E – Sim, sim. Vou lhe dar um exemplo recente, mas posso citar outros mais antigos. Moro numa casa relativamente grande e o telefone sempre ficou no *hall*. Para mim, era muito desconfortável o telefone ficar ali porque o *hall* é grande, é um local de passagem e uma pessoa ao telefone tem de pedir que os outros se calem, abaixem o volume da televisão. E então comprei um telefone sem fio e disse: "Pronto, a partir de agora nós vamos telefonar onde for mais sossegado". Às vezes, deixo o telefone no quarto e sinto que os meus filhos, pela relação que nós temos, se perguntam: "Por que a mãe agora leva o telefone para o quarto?" É também uma fantasia minha. Mas, se o telefone toca e vou atender no meu quarto, eles não descansam enquanto não sabem quem ligou. Sempre querem saber com quem estou conversando. O meu pai telefona muito lá para casa, muitas vezes na mesma hora; eles sabem que é o avô, mas... Isso às vezes incomoda. Incomoda porque não tenho de dizer quem é que está me telefonando. Bem, talvez porque em determinada época as ligações lá para casa foram um problema por causa do comportamento do pai e com certeza, penso eu, terão sobrado vestígios desse tempo. O Manuel não telefona muito, mas recebe ligações; a Mariana, porém, chega em casa, pega no telefone, se enfia no quarto dela e fecha a porta. Fico toda contente de ela fazer isso. Claro, tenho aquela ambivalência... tanta pressa, por que é que tem de telefonar? Mas quanto a isso ela tem uma postura mais saudável do que a minha, eu vou para o quarto e não fecho a porta, pois não quero que os meninos fiquem com a dúvida: "Com quem é que a mãe está falando?" O meu problema não é propriamente dizer: "Estou falando com a Maria ou com o Francisco". O meu problema é que não tenho sequer de dizer se é com a Maria. Assim como ajo com a Mariana. Portanto, dou muito mais espaço à Mariana, pois, quando ela vai para o quarto, não vou atrás dizer: "Eu falo de porta aberta". Não faço isso. Seria ridículo.

D – *E essa mudança no telefone ocorreu há quanto tempo? Quando você arranjou esse telefone sem fio?*

E – Foi numa ocasião em que eles estavam com o pai, no ano passado.

D – *Essa mudança poderá ter alguma coisa a ver com o fato de a Mariana já ser uma moça na época?*

E – Não sei.

D – *Achei importante esse caso do telefone porque isso no fundo é uma mensagem de privacidade e de zona comum permanente.*

E – Todos lá em casa temos a nossa privacidade. Eles próprios têm de respeitar a minha, e eu sinto que o exemplo deve começar por mim, respeitando a deles.

D – *Então agora vamos falar do Manuel.*

E – O Manuel fez 13 anos em julho. Passou para a oitava série.

D – *Nunca repetiu?*

E – Não.

D – *Mas não tem sido tão bom aluno quanto a irmã?*

E – Não. Sinto muita pena de ele não ser tão bom aluno quanto a irmã. O Manuel é um aluno médio. Sempre acompanhei seus estudos. Nos últimos tempos começaram a acontecer cenas lá em casa, porque eu achava que não conseguia acompanhá-lo nos estudos, pois ele se irritava, queria desistir, não fazia as lições até o fim. A Mariana – porque o irmão só estuda com alguém por perto – passou a estudar com o Manuel e deu mais certo. No fim do semestre, as notas não corresponderam ao nosso esforço e, por isso, na sétima série, decidi arranjar-lhe um reforço com uma moça que estivesse num curso superior e quisesse ganhar algum dinheiro. Apareceu a Carolina, no Natal, que acompanhou o estudo da sétima série do Manuel até o fim. Foi uma relação muito positiva, porque o Manuel se preocupava e dizia que tinha de ir estudar com ela. E obteve boas notas, passando assim para a oitava série. Sentia-se seguro. Nunca falei muito com a Carolina sobre como ela fez, mas bastou-me a segurança do Manuel. Eu perguntava ao Manuel: "Você acha que está preparado?", e ele me respondia: "Estou, estou".

D – *E quanto à Mariana, você estudava com ela?*

E – Estudei até a quinta ou sexta série, mas foi ela que acabou por me afastar serenamente.

D – *Qual era a diferença?*

E – A Mariana deixou de... Já não me sentia bem. Portanto ela passou a estudar sozinha. Foi na quinta série. Ela é mais independente.

D – *Qual é a diferença entre eles em relação ao estudo com você? Por que ela se tornou independente de você mais rapidamente?*

E – As manifestações de independência foram mais precoces na Mariana do que no Manuel – até no estudo. Penso que o Manuel se sente diminuído por tirar notas inferiores às da irmã. A chegada da Carolina me ajudou também a fazer essa separação, porque acho que é mais saudável ele estudar com a Carolina do que, na sétima série, eu ainda estudar com ele. Isso porque o Manuel é muito dependente. Ele ainda espera que eu lhe faça muitas coisas, como preparar as roupas etc. São coisas que nunca deixei de fazer. Porque ele também espera que eu faça. Portanto, entre nós há uma relação um pouco mais difícil.

D – *Há pouco você me pareceu um pouquinho mais preocupada com o Manuel...*

E – Sim, sim. Embora saiba que há áreas em que podemos sempre estar ligados – pela música, pelo esporte...

D – *Por quê? É capaz de explicar por quê?*

E – Porque o Manuel é menos passível de diálogo. Nós conversamos muito, mas ele já tem 13 anos e espera que eu ainda fale com ele como se tivesse menos idade, embora eu saiba que ele é capaz de conversas mais adultas, especialmente quando a irmã não está por perto. Por quê? Como é que acontece? Um exemplo deste verão: o Manuel sempre acorda cedíssimo, a Mariana prefere dormir a manhã toda e eu gosto de ficar um pouco mais na cama. O Manuel, às 8 da manhã, já está acordado e então deixa a música muito alto, não tem respeito por quem ainda está dormindo... Então conversei com ele e disse: “Manuel, vamos fazer uma coisa:

gosto muito de tomar café na pastelaria do mercado". E ele: "Eu vou com você". "Mas depois tenho de passar pelo mercado..." E ele disse: "Vou com você!" Então as nossas manhãs passaram a ser assim: eu me levantava lá pelas 9, 9 e meia, subíamos ao mercado, ele comia um pedaço de bolo comigo e aí conversávamos muito – penso que pelo fato de a irmã não estar junto (ela é mais dominadora). De manhã ele está em geral mais calmo (considero o Manuel um menino bastante agitado). Como só íamos para a praia às 11 e meia, meio-dia, ele tinha aquele tempo... Ia ao mercado, ajudava-me a escolher, a comprar e depois, a partir daí, o Manuel sumia. Não sumia propriamente, pois eu sabia onde ele estava, mas ele queria ter amigos, queria ficar com os amigos. Nada de praia com a mãe. Ele me dizia: "Mãe, quero sair à noite".

D – *Isso começou quando?*

E – Neste verão.

D – *Foi dessa forma que ele entrou na adolescência?*

E – Sim. No verão ele me disse: "Não vou à sorveteria com vocês". "Tudo bem, você vai sair!" Porque... ele é que me disse: "Sabe como é, mãe: diga a hora que devo voltar para casa". E eu concordei: "Ah, mas você sabe como é a Mariana..." (Ele achava que a irmã não queria que ele saísse sozinho.)

D – *Com um grupo de amigos?*

E – Sim. No grupo de amigos do Manuel, tenho muito mais dificuldade em saber com quem é que ele está. Ele depois diz com quem esteve. "São todos magníficos, são todos ótimos." Nem os conheço. Mas ele fazia essas amizades no pingue-pongue, no clube e no futebol na praia.

D – *Ele gosta muito de esporte?*

E – Sim, muito mesmo. Ele gostaria de praticar todos os esportes que existem. Diz que neste ano vai treinar rúgbi. Já começou no final do ano letivo passado. Por mim, quanto mais horas

melhor. E o estudo tem de se enquadrar nessas atividades paralelas, porque ele é um menino ativo, muito disperso. Não só no estudo... Muito agitado. Come em três tempos.
D – *É todo muito acelerado.*
E – Aceleradíssimo. Ele quer sempre o que vem depois.
D – *Essa questão de marcar a hora de voltar para casa, como é que foi?*
E – Muito bem. Com algum sofrimento para mim, porque eu não sabia com quem ele sairia. Conhecia dois ou três, mas acabei chegando à conclusão de que aqueles que eu conhecia não iriam sair com ele. Foi com algum sofrimento, porque o Manuel queria voltar depois da meia-noite. Meia-noite e meia... E eu disse: "Não, Manuel, você vem depois da meia-noite quando estiver na casa da Inês". Porque ela mora na nossa rua e nesse caso eu não me importava. A questão não era essa: era que tinha de marcar uma hora. "Se você estiver na rua ou nos cafés, tudo o que for depois das 23h15 acho muito." O Manuel tem um bocado de medo dos marginais e dos roubos, então eu disse: "Manuel, você vai perceber que às 23h15 tem de voltar correndo porque já vai sentir medo". E eu desejosa de que ele aceitasse que fosse buscá-lo – buscar o menino na festa, está entendendo? E eu aí balançava porque notava que ele poderia não gostar, mas queria que ele não se importasse. Não consegui; então houve um compromisso. Embora haja mais dificuldade com o Manuel, acho que ele vai cedendo. E nesse caso concreto o Manuel cedeu. Eu ia até determinado lugar e ele me encontrava nesse lugar, e isso era nitidamente para que as pessoas que estivessem com ele não vissem que a mãe ia buscá-lo.
D – *Onde é que mora?*
E – Em Lisboa, em Benfica.
D – *Como é que vai ser agora quando o Manuel quiser sair durante o período de aulas?*
E – Não sei se ele vai querer sair.

D – *Tudo indica que sim. Em geral é exatamente assim que acontece. Começam por sair no verão e depois em Lisboa propõem sair uma vez por semana. Ele tem amigos em Benfica?*
E – Sim, são quase sempre os amigos do colégio. Em Lisboa, enfim, eu imagino e estou me preparando para isso (se é possível preparar-me) porque as coisas vão ser mais complicadas. Quando o programa for assistir a jogos, eu o levo onde quer que eles sejam. Ao Manuel e aos colegas. Já tem acontecido. Eu o levo até o Porto, para ele ver o Sporting jogar.
D – *A Mariana não pede muito para sair?*
E – Não. Ela tem colegas que a convidam para ir às danceterias, sair à noite. Eu a empurro, digo "Mariana, vá uma vez, elas estão sempre convidando". E ela me responde que não tem interesse. O Manuel, se quiser, tenho de combinar com ele a hora de voltar. Agrada-me muito ir buscá-lo porque, se ele tem 13 anos e quer vir sozinho, então com 16... Mas é assim mesmo que eu penso.
D – *Com certeza agora vai querer sair próximo de casa. Normalmente começam assim, saindo um pouco depois do jantar até a praça, perto de casa. Daqui a pouco ele passará a ir mais longe. Acha que conseguirá continuar com esse esquema de ir buscá-lo a meio caminho? Talvez depois isso fique mais difícil.*
E – Não sei... Isso tem a ver com Benfica. O bairro é bastante perigoso à noite, e ele ainda tem medo. Quando o Sporting joga, ele quer ir ao estádio; se passa na televisão, ele vê em casa. Gosta muito do Sporting e fala do Cadete como se fosse um irmão mais velho... Uma vez os jogadores do Sporting voltavam de um jogo, não sei. Era um jogo importante e eles tinham sido derrotados... Os jogadores chegariam ao aeroporto às 2 da manhã. Como o Manuel estava tristíssimo porque eles tinham perdido, eu disse: "Manuel, o aeroporto é mesmo aqui perto, a gente podia

ir lá assistir à chegada deles". Ele ficou radiante. Fomos e ficamos lá até as 4 da manhã. E ele cumprimentou a todos, pediu autógrafos, ficou como se estivesse à espera de alguém da família.
D – *Ele joga futebol também?*
E – Joga. Gosta muito de jogar. Joga basquete também e agora vai treinar rúgbi.
D – *É muito diferente da sua filha...*
E – É. E agora as saídas de que o Manuel fala (as tais saídas em que a mãe já não vai estar presente) aparecem ligadas ao esporte. Ele diz: "Porque depois, mãe, quando eu já estiver no rúgbi, você vai ter de me deixar sair, pois nós vamos jogar fora de Portugal". São torneios não sei onde... E eu lhe disse: "Com certeza, Manuel" – cheia de medo! Cheia de medo porque com o Manuel tenho uma relação diferente da que tenho com a Mariana, e isso já vem desde que ele era pequenino. O nascimento do Manuel não aconteceu propriamente num momento tranqüilo como o da Mariana. Quando o Manuel nasceu, eu já tinha um problema bem grave com o Alfredo. Quando a Mariana nasceu, o meu ritmo de vida era o dela, o do sono... O Manuel teve de se adaptar mais cedo à vida da casa, ao entra-e-sai, às confusões todas. O pai queria levar a vida dele, os horários dele, e pouco se importava com as outras necessidades. Com o Manuel já tive mais dificuldades de dizer "então vai tu que eu fico". Eu e a Mariana ficávamos sozinhas porque o pai saía, ia passear, ia para o exterior com a família dele. Com o Manuel já não foi assim, e eu acho que isso tem a ver com a agitação da época em que ele nasceu. Acho que o meu filho é assim também por causa da atitude que tive para com ele. Enfim, era tudo muito mais rápido. E a minha relação com o pai dele já estava muito mais complicada e difícil nessa altura.
D – *Podemos falar um pouquinho sobre isso se quiser. Como foram as circunstâncias do divórcio?*

E – Nós nos separamos no verão de 1989. Após uma discussão no meio da noite em que ele me acordou com bofetadas e murros, por ter encontrado na minha carteira papéis confidenciais, da minha profissão, que ele interpretou como quis... Saiu de casa.
D – *Portanto faz quatro anos. Então a sua filha tinha 12...*
E – A Mariana tinha 12 e o Manuel, 9. O Alfredo ficava muito tempo fora, porque nunca saiu da casa da mãe: sempre houve as terras em Beja para cuidar. Portanto ele ia muitas vezes para fora...
D – *Desde o princípio do casamento?*
E – Desde o princípio do casamento. Eu fui com ele muitas vezes e muitas vezes deixei de ir. Quando ele saiu de casa, para as crianças foi mais uma semana em que ele não estava ou mais uma quinzena em que ele não estava. Para mim, foi um alívio, penso que para os meninos também, porque o ambiente em casa era pesado. Ele era um homem muito rígido, implicante, nada participativo...
D – *O que ele faz?*
E – É professor do ensino secundário. É formado em História. Profissionalmente não tem grandes ambições. E depois vive em torno da família dele.
D – *Dos pais dele?*
E – Da família da mãe. Da família do pai pouco ouvi falar e nunca partilharam convívio, festas com a família da mãe.
D – *O pai já morreu?*
E – O pai dele já morreu. Bem, os tempos com as crianças sem o pai são um paraíso, não tem explicação. Um sossego... Em relação aos meninos, comigo, eu é que era o marco ali. A vida deles acontecia sem o pai.
D – *Já antes...*
E – Sim. E depois sem o pai era um alívio porque... antes tudo

era complicado. Sempre paguei a luz, o gás e a água, a escola e a roupa de ginástica... A vida deles...

D – *Já era centrada em você, portanto não houve muita diferença. Como eles reagiram à saída definitiva do pai?*

E – Acho que a saída do pai foi uma conseqüência natural. Os meus filhos nunca me perguntaram: "Então, o pai foi a Beja e não vai mais voltar para casa?" É claro que eu não sei, não ouvi a explicação que o pai deu aos filhos por ter saído de casa. Mas suponho (tenho quase certeza) que terá dito a eles que saiu de casa porque eu tinha outra relação. Nunca conversei com os meus filhos sobre isso.

D – *Isso era verdadeiro ou não?*

E – Era falso. Era tudo imaginação dele. Mas o Alfredo a apresentava como realidade pura e simples. Já antes ele criara situações complicadíssimas com um cunhado casado com uma irmã minha. Achava que não podíamos falar sequer, não entendia. Valeram-me o bom senso do meu cunhado e também as dificuldades que toda a minha família sentia ao relacionar-se com ele. Mas o Alfredo tinha sempre uma atitude impositiva, de desconfiança, autoritária para comigo... Eu não tinha espaço para mim mesma.

D – *Ele era muito controlador?*

E – Completamente.

D – *Acha que o divórcio foi uma solução saudável?*

E – A separação! O divórcio ainda está correndo. Decidi e pedi o divórcio ao tribunal. Sei que foi uma solução muito saudável.

D – *Do ponto de vista psicológico, a separação foi saudável para você e para os seus filhos?*

E – Para mim foi e para os meus filhos...

D – *Há certos pais que dizem que vão continuar juntos por causa dos filhos porque a separação é muito traumatizante. Você não concorda com isso?*

E – Não, porque eu me tornei outra pessoa. Consigo ser mais natural, mais espontânea. Sempre tinha de pensar no que ia acontecer, no que ia dizer, para evitar problemas e complicações.
D – *Sempre pensando em como o Alfredo ia reagir...*
E – Sim. Suponhamos que ele fosse um fim de semana para Beja. Na cabeça dele, sabia como é que ia ser o meu fim de semana. Se eu introduzisse alguma alteração fora daquilo que ele sabia, que ele pensava que ia ser o meu fim de semana, tinha de arranjar uma estratégia qualquer para ele saber. Se tivesse ido à praia com a Mariana, por exemplo, ele dizia: "Você foi à praia com a Mariana, mas com que propósito? Como é que essa idéia surgiu? Quando fui embora, você não me disse isso". Ele era...
D – *controlador...*
E – Completamente.
D – *... e ciumento.*
E – Anormalmente ciumento. Entendo o ciúme como uma atitude que pode fazer parte de uma relação e ser aceita por ambos. Mas comigo ele era possessivo, ultrapassando todas as regras do bom senso. Até o tratamento do meu nome no diminutivo era tomado como um abuso.
D – *E como foi a experiência de ficar com os seus filhos sem o pai? Nestes três, quatro anos que passaram, não sentiu às vezes necessidade de ter alguém com quem comentar as coisas? Em relação ao seu filho, por exemplo?*
E – Bem, não digo que em alguns casos não tenha sentido necessidade de que uma pessoa tão responsável por eles quanto eu pudesse opinar. Que pudesse dizer: "Deixe o menino sair e voltar para casa às 11 e meia". Uma outra voz...
D – *... que pudesse confirmar as decisões.*
E – Sim, que pudesse confirmar as decisões ou questioná-las também.

D – *Qual é o tipo de apoio que o seu ex-marido tem dado aos filhos e à casa?*
E – Acho que, se eu disser que, obrigado pelo tribunal, ele dá 15 contos, digo tudo.
D – *Para os dois?*
E – Para os dois, e com isso acho que digo tudo. Sinto-me péssima ao dizer isso assim, mas acho que define o tipo de pai que ele é e o tipo de marido que ele foi. Isso é a síndrome do "você há de passar mal, há de sofrer". Porque para ele fui sempre a mulher que admitiu tudo, suportou tudo.
D – *Ele a responsabiliza pela separação?*
E – Ah, completamente. E aos filhos também diz isso.
D – *Do ponto de vista dele, ele continuaria casado com você?*
E – Sim, porque ele não admite nenhum tipo de separação ou divórcio. Quem se divorcia é estúpido. Contudo, depois de eu ter tomado a decisão de me divorciar, ele se apresenta no tribunal para me subestimar, humilhar e até desprezar, tendo por objetivo denegrir a minha imagem.
D – *Mas foi ele que saiu de casa.*
E – Ele saiu de casa por dois motivos importantes. A casa é minha – não sei se na ocasião ele pensou muito nisso. Mas, mais do que isso, foi o indivíduo que não quer viver com uma mulher que tem outro homem. Ora, eu só tive a ele, aí é que está o absurdo todo. Quando junto algumas peças, penso que o Alfredo é aquele tipo de pessoa que não agüenta as coisas boas que podem existir na vida. A vida é difícil, é isso, tem uma mãe que se lamenta e chora o tempo todo e que ele ampara. Portanto é um quadro de sofrimento... A mãe dele também sofreu e eles passaram por isso e mais aquilo, eram ricos... Aquela lamúria de 85 anos: o Alfredo absorve aquilo tudo e vive em função disso.
D – *Ele não tem irmãos?*

E – Eles são quatro.
D – *Mas é ele o filho mais ligado à mãe?*
E – Todos são. Telefonam à mãe todos os dias. Qualquer coisa boa que aparecesse ao Alfredo tinha de ter um reverso. "Não é bem assim." Uma coisa nunca poderia parecer cor-de-rosa.
D – *Cem por cento boa...*
E – Não. Há um quadro de chateação. Acho que para ele, a determinada altura, ter uma mulher que só foi dele... Não sei se para ele isso é tudo muito simples ou se ele alguma vez raciocinou assim mesmo, mas "agüentar" uma mulher que lhe foi fiel catorze anos... entendeu? A certa altura ele não agüentou, não conseguiu enfrentar as implicações disso. Ou o fato de eu ser capaz de lhe ser fiel, não sei.
D – *Às vezes as pessoas que elaboram essas histórias são muito inseguras.*
E – Completamente. Ele é extremamente inseguro. Se estiver num ponto de ônibus e um homem achar que o conhece e olhar para ele três vezes, ele fica... não tem propriamente mania de perseguição, mas está sempre assim no limite...
D – *Tem traços de desconfiança?*
E – É extremamente desconfiado.
D – *Voltando aos seus filhos, como foi o contato com o Alfredo durante esses quatro anos?*
E – O Alfredo imaginava inicialmente que os filhos iriam viver com ele. Ele tentou defender isso no tribunal.
D – *Ele pediu a guarda dos filhos?*
E – Ele pediu os filhos ou, se não fosse possível, um filho. Ele saiu de casa no verão de 1989 e as aulas começaram a seguir, no fim de setembro. Nessa época, ele vinha buscar um e deixava o outro. E eu imediatamente pensei: "Isso não pode ser, tenho de fazer alguma coisa". As aulas começaram, eu tinha de pagar a mensalidade de outubro, e um dia, à porta do colégio, quando

ele tinha ido deixar um dos filhos, eu lhe disse: "Alfredo, a mensalidade ainda não foi paga e os filhos não podem continuar separados". "Não sei do que você está falando." Aquelas coisas... "Então você está me dizendo que vou pagar a mensalidade sozinha." "Ah, com certeza." Então paguei a mensalidade sozinha, mas em novembro daquele ano o processo entrou no tribunal. A tática que ele utilizou no tribunal – de que eu não tinha condições – manteve-se em 1990, e os filhos só foram entregues à mãe, de papel passado, em setembro de 1990. Quando nós fomos chamados, em fevereiro de 1990, os meninos ainda estavam separados. No dia em que o pai fosse deixar um no colégio, levava o outro, e os dois ficavam juntos apenas no colégio.

D – *Como é que era? Não entendi.*

E – Por exemplo, na sexta-feira ele ia buscar um filho no colégio e durante a semana seguinte era esse que ele levava para sua casa. Na próxima sexta-feira levava o outro. Em vez de pegar a Mariana, pegava o Manuel, ou vice-versa.

D – *Isso durou quanto tempo?*

E – Durou de setembro de 1989 a 29 de junho de 1990.

D – *Quase um ano...*

E – Foi uma coisa horrível.

D – *Como é que você viveu essa experiência?*

E – Foi uma coisa horrorosa. E mais dolorosa ainda porque já tinha acionado o único dispositivo que podia resolver a situação e pôr as crianças juntas, mas o tribunal funciona mal...

D – *Mas ele é que decidia com que filho queria ficar?*

E – Aquilo depois passou a ser um ritual, porque ele ficava uma semana com um e na semana seguinte com outro. O meu espanto nessa altura foi o fato de o tribunal ter sido informado e nada ter feito. Depois às vezes ele mudava de dia, e em vez de ser na sexta-feira era na segunda. Ele preferia ficar com a Mariana, foi a conclusão a que cheguei, porque com ela é possível fazer programas sem grandes complicações. Foi muito complicado explicar ao tribunal, ao serviço social, às psicólogas e também ao juiz que existe um homem assim. E eu era a única pessoa ali que conhecia o Alfredo. Quando surge um pedido de guarda de filhos, é preciso ir fundo e conhecer as pessoas. É preciso que existam profissionais capazes de dialogar com uma mãe como eu e com um pai como ele, porque eu sou efetivamente a mãe e ele é efetivamente o pai. Eu tinha a expectativa, que não atingi, de encontrar no tribunal alguém que fosse capaz de conversar conosco. Falar com os dois e descobrir a dinâmica que existia e o que realmente me levava a pedir o divórcio...

D – *Como foi a sua experiência com o Tribunal de Família?*

E – O meu contato com o Tribunal de Família se deu em dois ou três níveis – juiz, assistente social e psicóloga. Senti que nenhum deles entendeu realmente a situação nem compreendeu o que me levava a divorciar e a pedir a guarda das crianças... Senti com muita tristeza que ainda se pensa nessas instâncias que quando uma mulher pede o divórcio é porque tem um amante, o que no meu caso é absolutamente falso.

D – *Todas as pessoas foram ouvidas?*

E – Entrevistaram-me sempre que quiseram, mas o pai se recusava a comparecer. A psicóloga chegou a me dizer por telefone que ainda não tinha feito o relatório porque nem ele, nem a mãe, nem a irmã haviam comparecido às entrevistas. Com certeza, ela não podia dizer ao juiz que não conseguia obter o depoimento do pai, não sei. Acho que é preciso fazer o relatório, mas eles não conseguiram chegar aonde era preciso chegar. Eu até disse uma vez à psicóloga que, em relação à minha situação – já depois dos relatórios concluídos –, se diagnosticou um problema dermatológico, mas não se diagnosticou o tumor. Não houve quem conseguisse identificar que havia efetivamente um câncer na nossa relação. Eu avalio que fui maltratada no tribunal.

D – *Os relatórios lhe foram favoráveis...*

E – ... os relatórios me foram favoráveis porque eu fiquei com as crianças...

D – *Não está muito convencida...*

E – Não, porque os meus filhos também manifestaram claramente querer ficar comigo.

D – *O juiz os chamou?*

E – Com 9 e 12 anos. Estou com os meus filhos também porque eles disseram em todas as instâncias que queriam ficar comigo. Fui explicando às crianças, se é possível explicar, o processo do tribunal. Não consegui inteiramente, mas ia dizendo de modo superficial como eram as coisas. A Mariana me disse uma vez: "Mas eu não estou entendendo nada. Para que é preciso esse relatório se eu quero viver com você?" Na época, ela também dizia: "Ninguém tira os filhos da mãe". Era uma frase feita: "Ninguém tira um filho de uma mãe".

D – *Como foi para eles aquele período em que estavam semana sim, semana não na casa do pai?*

E – Foi muito legal, porque eles se uniram muito. A Mariana tomava conta do Manuel. Eles se encontravam no colégio e almoçavam às vezes juntos na casa dos meus pais, que moram perto da escola. E o pai sabia que eles almoçavam na casa dos avós maternos. Segunda-feira era o único dia da semana em que eu almoçava com os meus filhos, porque sabíamos que nesse dia o pai nunca ia buscá-los no colégio para almoçar. A minha mãe tinha sempre o almoço preparado, já que ele não avisava quando ia buscá-los no colégio. Simplesmente aparecia. Depois, no colégio, eles se encontravam, transmitiam os recados, pois eu mandava recados à Mariana pelo Manuel, e vice-versa. De manhã, nessa época, o Manuel estava na quarta série e entrava às 9 e a Mariana já estava na sétima série e entrava às 8. Quando eu levava a Mariana, esperava pelo Manuel, que chegava lá pelas 8 e meia, 8h40. Portanto, todos os dias eu via o Manuel e a Mariana. Com o Manuel, que entrava às 9, eu chegava às 8 horas para poder ver a Mariana também.

D – *Houve aí várias coisas importantes. Eles ficaram muito tempo separados um do outro porque um estava na casa do pai e o outro na casa da mãe. Por um lado também foi a sua experiência de não saber muito bem o que ia acontecer aos seus filhos em termos de tribunal...*

E – Ficar sem eles?

D – *Nunca teve essa dúvida?*

E – O pai estava com muita força para conseguir isso, e eu sei o tipo de homem que ele é. Sempre exerceu grande domínio sobre mim, mesmo afastada dele. Eu sabia que ia ficar com os meus filhos e sabia que ele faria de tudo para que eu não conseguisse. O argumento dele no tribunal foi que eu não tinha condições. Isso é espantoso porque, na primeira vez em que eu estive com o juiz, em fevereiro de 1990, ele faltou e a audiência foi marcada para março. E em março de 1990 estávamos eu, o juiz e os advogados, e houve uma conversa muito esquisita... Comuniquei ao juiz que tinha condições de ficar com os meus filhos. A casa onde eles morariam era a mesma onde sempre tinham vivido; portanto o pai sabia perfeitamente as condições que ela oferecia. Economicamente, eu esperava que o colégio tivesse alguma contemplação comigo quanto ao pagamento das mensalidades, pois eles eram alunos há muito tempo lá e eu contava com isso. E esperava que o pai, a partir de certo momento, compartilhasse comigo as despesas dos filhos. Eu não matriculei os meus filhos naquele colégio no dia em que o Alfredo saiu de casa, eles já estudavam lá desde os 3 anos. Havia, portanto, uma série de circunstâncias... Eu continuava com o mesmo emprego. Quando chegou a vez de o Alfredo falar, ele só dizia uma coisa: que eu não tinha condições e que haveria de provar isso. E diante disso o juiz deveria ter firmado provisoriamente um acordo, mesmo que imposto, mas não foi o que aconteceu: ficou tudo na mesma. Porque eu tinha de provar que a casa oferecia condições, tinha de provar que podia pagar as despesas dos meninos, tinha de provar uma série de coisas. Também chegaria a hora de o pai provar que eu não tinha condições. E assim se passaram meses e meses e os dois irmãos continuavam separados. E não foi o tribunal que os juntou, porque, como se tratava de processo litigioso, nada se resolveu no mês seguinte. As coisas são marcadas para meses depois. Em 29 de junho de 1990, dia em que terminava o ano letivo, a perspectiva era esta: como ainda era o dia de o pai levar a Mariana para casa e como o colégio estaria fechado no dia seguinte, ela ficaria com o pai até 15 de setembro (data de início do ano letivo 90/91) e eu não teria nenhum contato com ela. Eu ficaria com o Manuel, e os irmãos, separados. Expliquei isso tudo aos meninos e disse: "Vocês já perceberam que o tribunal não se decidiu, vivemos ainda na lei da selva. Por isso vamos combinar ficar juntos os três em 29 de junho". O Manuel não tinha problema, porque já estava comigo. A Mariana tinha um passeio nesse dia, e eu pedi à responsável pela turma que no regresso ela não ficaria no colégio mas desceria antes, em um local próximo onde eu a estaria esperando. Fui buscar a Mariana e fiquei com os dois. Ela já não tinha mais aulas e saímos de férias. O pai não chegou a perguntar pela filha à responsável pela turma, simplesmente viu que a Mariana não tinha chegado. Nessa tarde enviei um telegrama ao pai – era um texto grande, mas mandei um telegrama porque quis ficar com uma cópia – explicando que os nossos filhos sairiam de férias comigo e que, em relação ao período de férias com o pai, eu o contataria para combinar. Saí de férias, ele não soube onde estive. Ele ligou para a casa da minha mãe, que lhe disse que sabia que os netos estavam com a filha. Disse-lhe o suficiente para ele perceber que nada tinha acontecido com a Mariana. As coisas foram muito complicadas, porque ele foi muito incorreto, falou com pessoas, fez coisas muito, muito desagradáveis. Durante o mês de julho aconteceu uma coisa muito chata para os meninos: o colégio me informou que o pai tinha pedido a transferência deles para outras escolas.

D – *O pai era o encarregado de educação?*

E – Ah, sim, era... Mas isso não conta, porque o pai e a mãe valem a mesma coisa.

D – *É possível pedir a transferência assim, sem o outro saber?*

E – É. Fiquei aflita porque, se o pai quisesse levar os meninos nas férias em agosto, ainda não estava nada regulamentado. Eu poderia ousar dizer: "Não vão, eles ficam comigo as férias todas. Você não tem direito a nada". Mas não me agradava fazer isso. Fiquei aflita porque pensei que ele poderia vir buscar os filhos para as férias em agosto, não os trazer em setembro, porque não estava nada determinado pelo tribunal, e matriculá-los em uma escola pública. Isso seria uma chatice porque os meninos querem ficar no colégio que freqüentam... Eu então falei com o advogado da escola e ele me tranqüilizou ao dizer: "Os alunos podem estar matriculados em todas as escolas do país, mas só podem freqüentar uma. Portanto, o que é preciso é que os seus filhos freqüentem, nesse caso, o colégio". Expliquei isso aos meninos, e então o Manuel disse: "Se é assim, não vamos ficar com o pai". Não ficar com o pai em agosto significava continuar no colégio. E eu disse: "Vocês precisam avaliar bem como é que é". Eles passaram o verão todo comigo, e em agosto eu consegui saber em que dias o "meu juiz" estaria trabalhando e fiquei duas ou três manhãs no tribunal à espera de que o homem chegasse. Ele chegou e me atendeu. Eu lhe contei a situação e ele foi buscar o processo. Eu lhe disse: "Olhe, estou aqui porque considero que deveria sair alguma indicação do tribunal que possibilitasse aos meus filhos passar dias de férias calmamente com o pai e também começar calmamente o próximo ano letivo". Mas isso por escrito. O juiz compreendeu, mas marcou uma audiência só para 4 de setembro (estávamos em 23 de agosto) e me disse: "Traga os filhos". No dia 4 de setembro fui ao tribunal, e o pai não apareceu. Marcaram para 19 de setembro, e nesse dia os meninos foram ouvidos. Aquilo foi praticamente tirado a fórceps. Permanecemos no tribunal das 14 às 20 horas. Sempre entrando e saindo da sala de audiências: ora os pais, ora os filhos, ora todos...

D – *Como é a atual situação deles com o pai?*

E – Eles podem almoçar com o pai todos os dias. Ele fica com os filhos quinzenalmente, da sexta-feira à noite até a segunda de manhã.

D – *E isso tem sido cumprido?*

E – Ultimamente sim.

D – *E como vão as coisas?*

E – Não muito bem. O Alfredo vai buscar os meninos, ou melhor, o Alfredo quer que os filhos vão por iniciativa própria encontrá-lo. Pretende que os filhos saiam do colégio e vão para a casa dele. Isso eu não permiti e disse: "Vocês saem do colégio com o pai, porque pode acontecer que ele não esteja neste fim de semana em Lisboa e vocês não vão ficar com ele porque ele não está. Portanto, ele, ao ir buscá-los, está assumindo que vocês ficam com ele".

D – *E agora, como você vive o fim de semana quando eles não estão em casa?*

E – Daquilo que eles me contam, acho que não vão satisfeitos para o pai. Noto que eles gostariam de vê-lo, sinto isso de vez em quando, mas menos tempo, porque o pai é uma pessoa difícil. Eles também já fazem aquilo que eu fazia. A Mariana já sabe como o pai vai pensar. Lá em casa o Manuel joga no computador o tempo todo. O pai o leva ao futebol, já tem ido ao estádio com o primo. Vai ao Sporting. Quando os meus filhos não estão comigo, passo grande parte do tempo em casa. A separação me faz viver mais comigo própria, com o meu espaço, as minhas coisas. Poder pensar e fazer coisas inventadas por mim me dá imenso prazer, o que não acontecia com o Alfredo por perto. Tenho muitas amigas com quem gosto de conviver.

D – *Como é o contato com o Alfredo agora?*

E – Não existe.

D – *É sempre por meio do tribunal?*

E – Sim. Nunca falei com ele, nem ele comigo. E, se eu quiser falar com a Mariana agora, não posso. Ela me telefona às escondidas e o Manuel também fala comigo às escondidas. Não há possibilidade de diálogo entre nós, pois ele sempre desliga o telefone; também não deixa que os filhos se comuniquem comigo quando estão com ele.

D – *De qualquer forma há uma coisa muito importante no que você disse. O tribunal não facilitou a aproximação do casal, não facilitou a comunicação.*

E – Não conseguiu nesse caso. Acho que existem muitos casais enfrentando uma relação difícil e deveria haver um tribunal ou uma instância qualquer em que os profissionais fossem capazes de... ou tivessem como preocupação máxima a comunicação, qualquer que fosse ela.

D – *Em certos países há um gabinete de mediação familiar.*

E – Bem, acho que o pai tem tanto direito de dizer "não quero" como eu de dizer "quero". Só que, se o tribunal está em defesa dos filhos, há vontades que não se aceitam. Também pedi ao tribunal mais dinheiro e me sujeito a ter menos. Mas pedir ao tribunal que os meus filhos não ficassem separados e, passados dez meses, ser eu própria a fazê-lo, isso não se pode aceitar...

D – *O que você gostaria de dizer às mães e aos pais de adolescentes sobre tudo isso que falamos? Mas antes queria lhe fazer uma pergunta. Os seus pais lhe deram apoio nesse processo todo?*

E – A minha família me apóia incondicionalmente. São todos supercatólicos, mas estão do meu lado. Não é bem do meu lado, eles me dão apoio. Não é do tipo: "Não falo mais com você; não queremos um divórcio nesta família". Depois, a relação com os meus pais me permite um espaço em que não preciso explicar por que estou me divorciando. Convivemos bastante; ainda no fim de semana passado eu os levei à casa do meu irmão que vive em Sines para passarem lá uma temporada, pois o meu pai já não dirige. Almoçamos lá. Há muito respeito por mim.

D – *Então foi um apoio importante.*

E – Sim. Até um cunhado me apóia. Foi aquela pessoa que apareceu na primeira hora e me disse: "Se você precisar de alguma coisa, me telefone; os meus números são estes..." Um apoio impressionante. Ele e uma irmã minha foram as primeiras pessoas que me viram ferida e me levaram ao hospital para ser observada e tratada. Não se conformam com o que o Alfredo me fez.

D – *O.K., para terminar, o que gostaria de dizer, por exemplo, às mães? Acho a sua situação importante: uma mãe com dois filhos adolescentes, separada. O que você acha importante transmitir?*

E – Primeiro, é preciso estar bem comigo mesma. É preciso ter a possibilidade de resolver os problemas que considero que são meus. Não passar muito aos meninos aquela experiência pesada que um adulto numa situação como a minha pode ter, compreende? Conseguir que os filhos continuem com o seu campo de amizades, que a vida corra para eles de modo natural, que não lhes seja transmitido o peso de uma situação de que eles não têm culpa alguma. Se a mãe estiver segura de si própria, se tiver a possibilidade de não transmitir... É que eu saí de um casamento e digo ainda bem que acabou. Em geral, as pessoas saem de um casamento pensando: "Que pena ter acabado". Mas para mim foi um alívio. Depois em relação aos filhos, sozinha... eu falei bastante aqui no espaço deles. Continuo achando que é muito importante eles abrirem o caminho deles. Digo muitas vezes ao Manuel: "É você mesmo quem toma conta de você. Você precisa tomar conta de você". Isso implica uma responsabilidade. O meu objetivo é transmitir a meus filhos um sentido da responsabilidade, de independência e autonomia.

D – *E certamente é preciso, como você dizia no início, ter uma zona comum e uma zona privada sua e uma zona privada deles.*

E – Isso é absolutamente fundamental. De qualquer modo, é preciso também não mostrar insegurança quanto ao desconhecido. Há que preservar uma relação muito saudável no respeito pelo espaço do outro, que favorece os laços de partilha e unidade da vida. Digo isso, mas pensar que eles em determinado momento vão caminhar sozinhos é uma angústia. A preocupação com a droga me deixa doida. Não encontro mecanismo de prevenção. E sei de tantas histórias... É uma questão de dar abertura, não é? Perguntar aos pais se naquela situação não deram abertura ao filho e é por isso que... Não é assim!

D – *Infelizmente acontece em tantas circunstâncias diferentes. Olhe, obrigadíssimo. Foi ótimo.*

E – Não sei, não sei.

Fernando

Daniel – *Bem, quer me falar um pouco dos seus filhos? Como eles se chamam? Que idade têm? Como tem sido a sua vida com eles?*
Fernando – O meu filho mais velho tem 20 anos, chama-se Gonçalo. O mais novo, Diogo, faz 16 em março. Eles receberam as mesmas coisas, mas as receberam diferentemente desde pequeninos. É uma coisa interessante, pois quando eram pequeninos eu dizia à mãe que eles iam ser sempre assim. E hoje tenho a certeza de que é verdade. Ou seja, as características que verifiquei nos meus filhos com 4 e 5 anos se mantêm. Eles eram diferentes quando um tinha 8 anos e o outro 4.
D – *Como eram as diferenças nessa altura?*
F – O mais velho era um garoto mais responsável, tinha uma certa exigência para com o irmão. Por exemplo, eu pedia ao menor que arrumasse o quarto e passados cinco minutos o quarto estava arrumado. Só que estava arrumado com as botas na gaveta dos papéis e as meias na dos livros. Estava arrumado só aparentemente.
D – *À primeira vista...*
F – Sim, sim. E eu achei que eles seriam sempre assim. Com certeza isso é uma bobagem do ponto de vista da evolução das crianças, mas eu pensava que os meus filhos cresceriam assim, que as diferenças seriam permanentes.
D – *Mas são provavelmente características da personalidade deles.*
F – Só que eu não sabia que a personalidade deles já estaria um pouco formada. Claro que não totalmente, mas alguns eixos da personalidade dos meninos já estavam formados aos 5 anos. Ou seja, não tenho grandes surpresas quanto aos meus filhos.
D – *Essas características se mantêm até hoje...*
F – Sim, ou seja, acho que hoje o Gonçalo é o que é e eu já sabia

que iria ser assim. E o mesmo com o Diogo. Essa coisa da adolescência e das grandes alterações da adolescência quanto às características pessoais... Eu não notei diferença. Julgo que eles passaram a adolescência diferentemente um do outro, claro, mas saíram dela com alguns eixos complementares.

D – *Como você reparou que eles entraram na adolescência? Que sinais notou? Concordo com você. Acho que a maioria dos rapazes e moças ultrapassa a adolescência sem grandes transformações.*

F – Ah, é? Julgava que isso não estivesse nos livros.

D – *Nos livros encontramos o contrário. Neles, consta que ocorre uma grande crise. Penso, pela minha experiência como terapeuta e como pai, que a maioria dos jovens ultrapassa esse período sem grandes modificações. Com alguns sobressaltos, mas sem grandes modificações. De qualquer forma, há sinais, importantes para nós especialistas, de que os pais observam esse movimento da adolescência. Reparou nisso nos seus filhos?*

F – Não sou um especialista, sou um pai.

D – *Como pai.*

F – O que é que posso ter reparado na adolescência do Gonçalo... Uma certa agressividade em relação à mãe. Um certo desejo de independência no nosso cotidiano. Nessa época eu ainda vivia com a mãe deles.

D – *Quando foi a separação? Que idade o Gonçalo tinha?*

F – A última separação é muito recente. Foi há um ano. É isso, eu senti no Gonçalo uma certa agressividade. Agressividade em relação a mim também, mas mais em relação à mãe. O Diogo é aparentemente um pouco agressivo, mas foi marcando os seus territórios sem agredir muito.

D – *Como é a sua vida com eles agora? Até um ano atrás os quatro viviam juntos...*

F – Vivíamos juntos. Nas palavras da minha mulher, vivíamos três mais um. Ela tinha o sentimento de que éramos os três contra.

D – *Contra ela?*
F – Sim. Talvez eu tenha tido uma relação mais de mãe com os meus filhos que a própria mãe.
D – *Como é isso no dia-a-dia? Penso que você está se referindo aos papéis tradicionais.*
F – Não. Não a coisas como trocar as fraldas. Não é isso.
D – *Por que diz então que foi mais mãe?*
F – Eu disse que talvez tenha tido com eles uma relação mais de mãe, uma relação mais de pele, do que a própria mãe. Porque ela é uma pessoa muito mais contida.
D – *Acha que essa relação "mais de pele", para usar a sua expressão, da qual gostei, é tradicionalmente conferida às mulheres?*
F – Acho que sim, por duas razões: primeiro, porque são as mães que dão o banho, mudam a fralda, isso por tradição. Quem tem os primeiros contatos com a pele é a mãe, em princípio. E, depois, porque aparentemente ou tradicionalmente a "relação de pele" é uma relação feminina. Porque realmente gosto muito dos meus filhos (antes de eles nascerem já gostava e só sei gostar assim), eu estabeleci essa relação... E a minha mulher me acusava de lhe ter roubado os filhos. É uma acusação chata. Mas não roubei nada a ninguém. Houve uma certa idéia de que eu tinha me sobreposto a tudo. Talvez seja verdade, talvez faça parte das minhas idiossincrasias: conquistar espaços, conquistar as pessoas.
D – *E essa "relação de pele" foi assim desde a infância?*
F – Sim, desde o nascimento. Agora a distância me permite falar mais calmamente sobre essas coisas. Era eu que os abandonava, abandonei. "Arrancou o filho do seio da mãe." Isso aparentemente não tem nenhum significado. Na época não tinha, mas agora tem.
D – *Com o Gonçalo e com o Diogo?*
F – O Diogo não mamou, só o Gonçalo. Mas quem se levantava para buscá-lo para mamar, quem o fazia arrotar era eu. E na

época não achei nada disso esquisito, nem acho esquisito agora. Hoje agiria assim mesmo que não me fosse pedido. Tive essa relação assim...

D – *Com o Gonçalo?*

F – Sim. Hoje existem algumas distâncias. É um rapaz muito mais próximo da mãe. Diferente do pai, porque sou desorganizado, não tenho uma moral tão rígida como o Gonçalo. Rígida entre aspas, rígida em relação à minha. E o Diogo, segundo as pessoas que nos conhecem, é a fotocópia do pai. O Diogo sempre teve um relacionamento diferente comigo. Não dá muito carinho à mãe, porque ela em geral também não precisa. Senti que o Gonçalo tinha sido o pai da Teresa.

D – *Como o conflito entre o casal influenciou a sua relação com os filhos?*

F – Porque eu é que era o culpado. Era o culpado disso e daquilo. Coisa que não teve nenhuma influência no Diogo. A minha relação com o Diogo continua igual. Com o Gonçalo não houve alteração nenhuma, mas ele se sentiu magoado. Não por mim, mas pela pessoa com quem eu iria viver, a pessoa com quem eu estava.

D – *Vocês estão separados ou divorciados?*

F – Estamos separados, o processo de divórcio está correndo na Justiça. O Gonçalo aí agiu de forma adulta, já tinha 19 anos, tinha idade para proceder assim. A ruptura foi um pouco dramática.

D – *Havia dificuldades já antes da ruptura?*

F – As dificuldades sempre existiram.

D – *Na maior parte dos casos, o pai que sai de casa vê os filhos de quinze em quinze dias e de vez em quando na hora do almoço.*

F – Mas seria impensável ver os meus filhos assim. Seria impensável para mim e para eles. A minha mulher sabe que para os rapazes isso seria uma coisa impensável. E para mim também.

D – *Como os filhos lidaram ou lidam com a sua namorada ou com as*

suas namoradas? Com as pessoas que são afetivamente importantes para você, além da mãe?
F – O Diogo lida bem. E o Gonçalo acho que se deu mal nessa jogada. Porque, enquanto o Diogo se omitiu – omitiu-se claramente, disse que não tinha nada a ver com a questão –, o Gonçalo se viu meio sozinho naquele barco. As pessoas quando entram em crises profundas... E o Gonçalo agüentou isso tudo. Agüentou isso tudo sem se dobrar.
D – *E apoiou muito a mãe?*
F – Sim, apoiou a mãe na crise.
D – *Os avós tiveram algum papel na crise, na separação?*
F – Não.
D – *São todos vivos os pais de um e do outro?*
F – Não. O pai da minha mulher já faleceu. E, dos meus pais, só a minha mãe está viva.
D – *Depois da separação, como foi acertada, a questão dos filhos? Eles ficam onde? Qual foi o regime acordado? Não houve nenhuma interferência do tribunal nisso por enquanto?*
F – Não.
D – *Foi acertado entre vocês?*
F – E um advogado. Foi assim: diante de toda essa situação, que foi chata, desagradável, os rapazes assistindo a cenas como as de telenovela... Com relação às minhas namoradas, o Gonçalo teve uma reação estranha. Disse-me: "Não me peça para gostar de fulana porque ela magoou a mãe". Mas, passados dois meses, isso mudou. Antes ele estava muito marcado pela idéia de que a mãe estava sendo agredida. Não era eu. Ou até podia ser eu, e ele não era capaz de aceitar isso.
D – *Como vocês combinaram os dias?*
F – Tive alguma sorte, porque eu sabia que, em termos de tribunal, eu estava danado. Porque era eu o adúltero, era eu quem

saíra de casa, era eu o pai e não a mãe. Só que, felizmente, arranjei uma casa perto da casa da mãe.

D – *Como é que acertaram os dias da semana?*

F – Sexta, sábado e domingo eles ficam comigo; segunda e terça com a mãe; quarta e quinta comigo; e depois vai rodando.

D – *Como isso funciona na prática? Existem pessoas que alegam que dessa forma os filhos não têm o seu espaço. Transportam as coisas de um lado para o outro, acabam não tendo privacidade em lado nenhum. Acabam não tendo casa. Há quem não concorde com esse regime. Esse sistema existe até legalmente em outros países, é a chamada "guarda conjunta". Ele tem a vantagem de responsabilizar pai e mãe pela educação dos filhos. A participação do pai e da mãe é muito mais presente. A desvantagem que tem sido apontada é que os filhos se desorganizam porque esquecem um livro na casa do pai, deixam uma camisa na casa da mãe, ficam indo de um lado para o outro. Conte-me como é no dia-a-dia.*

F – É assim: eu comprei uma casa perto da casa da mãe, o que permite essa coisa agradável. E os meus filhos chegam em casa nos dias da mãe e, se vão almoçar sozinhos, decidem almoçar comigo. Aparecem sempre lá em casa por qualquer pretexto, como buscar um livro. Isso para mim é muito bom.

D – *Há muito contato. Isso acontece também porque a mãe permitiu que fosse assim. Vocês conseguiram separar o conflito conjugal do entendimento como pais. Houve um conflito importante que os levou à separação, mas conseguiram se separar e dizer: "Nós somos pai e mãe".*

F – Sabe, não houve um grande conflito.

D – *Então o amor foi acabando pouco a pouco?*

F – Foi uma coisa que foi crescendo. Não acho que tenha havido conflito. E aquilo que eu receei que eles sentissem, algum choque na ausência da mãe... Não passa pela cabeça deles a idéia que as pessoas têm de os filhos quererem reaproximar os pais.

6

Pedro, um Rambo artista

Pedro tem 17 anos. No momento em que escrevo, continua a freqüentar as consultas do Núcleo de Estudos do Suicídio, do Serviço de Psiquiatria do Hospital de Santa Maria (NES).

Apareceu no hospital no fim de 1992, acompanhado pelo pai. Tinha ido ao Serviço de Urgência após uma grave discussão familiar em que ameaçou suicidar-se. Dominado pela raiva, arrebentou a porta do quarto e agrediu os pais. Foi uma cena familiar semelhante a muitas outras, mas dessa vez o desejo de morrer e a intensidade dos seus gritos ultrapassaram as paredes da casa. O hospital poderia ser uma solução, já que uma série de psicólogos, um médium e uma tentativa fracassada de terapia familiar tinham deixado a família à beira do desespero.

Lembro-me do dia em que a equipe discutiu o caso pela primeira vez. A psiquiatra do NES descreveu bem o Pedro, destacando sua roupa preta, os cabelos compridos, a agressividade para com a família e o profundo mal-estar diante de si mesmo. Em virtude do grande envolvimento da família, decidiu-se tratar do caso mediante uma abordagem mista, individual e familiar. (O NES atende todos os dias adolescentes em risco de suicídio, que, após entrevista na triagem, são seguidos terapeuticamente por um profissional da equipe, muitas vezes com terapia familiar concomitante. O presente caso tem sido acompanhado individualmente pelas doutoras Paula Pinheiro e Maria João Marques Nunes, que colaboraram comigo na terapia familiar e me forneceram muitos dos relatos das sessões transcritas a seguir. Agradeço também a colaboração dos doutores Helena Cristina Dias e Elias Rato Barreto, que participaram em várias sessões familiares.)

Fiquei surpreso quando o vi, já depois da primeira consulta e na presença dos pais. Vestia-se de preto, calçava botas pontiagudas e usava cabelos longos bem penteados, com alguns caracóis sobre os ombros magros. Pareceu-me uma síntese estranha entre um artista romântico e um cavaleiro medieval. Cumprimentou-nos muito delicadamente e sentou-se entre os pais, após enviar olhares agressivos à mãe.

O pai do Pedro tem olhos claros e um sorriso triste. Parece abatido por um grande desgosto, às vezes olha demoradamente para o chão e demonstra recear a agressividade do filho. A mãe tem rosto redondo, uma ansiedade logo visível ao primeiro contato e um desejo de confronto que não esconde.

A primeira sessão familiar foi em fevereiro de 1993.

Mãe – Eu posso falar...

Daniel – *Numa família, é importante que cada um fale por si. Todos vão ter oportunidade de falar.*

Pai – O problema da família é o meu filho. Ele é um arruaceiro.

M – Professor, a linguagem do meu filho... o senhor não faz idéia! A toda hora diz palavrões e manda-me constantemente para aquele lugar!

Pedro – Os meus pais não me respeitam. São antiquados, não

compreendem os jovens de hoje. Não tenho liberdade para nada, quando quero sair sempre há problemas.

D – *De todos os problemas que os preocupam, vamos selecionar um. Podem discutir os três e decidir por onde vamos começar.*

P – Vivo com a lembrança do assassinato do meu pai e, por isso, preocupo-me muito quando o Pedro só chega em casa de manhã.

D – *Vamos discutir em conjunto as saídas do Pedro. Quantas vezes sai à noite, que hora ele sai e que hora deve voltar. É um problema da sua família, é uma regra que vocês têm de definir em conjunto: a hora em que o filho deve voltar para casa.*

O terapeuta deixa a família interagir. Ao fim de certo tempo, os pais sugerem que as saídas sejam na sexta e no sábado, com retorno no último trem da noite (a família mora fora de Lisboa). O Pedro propõe ficar próximo de casa na sexta-feira, mas no sábado insiste em dizer que quer vir a Lisboa e voltar só no primeiro trem da manhã (lá pelas 6 horas).

Sugiro a seguir que se discuta a questão no plano dos princípios. Qual a regra dessa família para as saídas de um filho de 17 anos? A que acordo eles podem chegar? Vemos então uma verdadeira batalha verbal entre a mãe e o filho, a que o pai assiste em silêncio. Ao fim de algum tempo:

M – No sábado o Pedro pode voltar para casa, de vez em quando, às 6 da manhã.

D – *Isso está mal definido, "de vez em quando".*

M – Volto atrás, pronto. Durante um mês, no sábado, pode voltar às 6.

D – *O primeiro trem deve chegar às 6h30, você pode se deitar às 7. A que hora você pode se levantar para almoçar com a família?*

Pedro – Às 2 e meia.

D – *A que hora vocês almoçam?*

[...]

D – *Vamos tentar cumprir esse horário durante um mês. Na sexta, o Pedro fica perto de casa, no sábado retorna no primeiro trem e se levanta às 2 horas. Todos podem tomar nota do que não correr bem durante esse mês, até a próxima sessão. Vamos aproveitar o pouco tempo que resta para falar de outro assunto. Por exemplo, como são as refeições?*

Pedro – Incomoda-me o barulho que os meus pais fazem enquanto comem.

M – Só há refeições juntas quando vêm os irmãos. A sala é dele, nós ficamos na cozinha.

A sessão termina com algum cansaço da equipe terapêutica. Nesse primeiro encontro, desafiei a definição do problema: procurei passar de um adolescente agressivo para uma família desorganizada, que não consegue negociar as suas regras de funcionamento, numa fase do ciclo da vida em que isso é fundamental. Ao prescrever-lhes a tarefa de registrar, durante um mês, as dificuldades resultantes das novas regras estabelecidas, pretendi implicar desde o início toda a família num necessário processo de mudança. Pareceu evidente, desde o primeiro momento, o desrespeito à hierarquia familiar, tendo o filho um poder superior ao dos pais, manietados pelo receio diante do comportamento agressivo do adolescente.

Na segunda sessão familiar, um mês depois, a família ocupa os mesmos lugares.

M – Da outra vez fiquei aqui...

D – *Digam se conseguiram (ou não) cumprir aquilo que ficou combinado.*

P – O Pedro só saiu uma vez e chegou no primeiro trem da manhã, conforme combinado. Também está menos respondão. Mas há outras coisas que continuam mal, estuda pouco e gasta todo o dinheiro nas máquinas.

D – *É importante que todos tenham conseguido organizar-se para cumprir o que tínhamos combinado aqui.*
M – Na escola, o caso do Pedro vai para o conselho de classe para que se resolva se será ou não reprovado por faltas. Os senhores precisam saber que ele continua a aproveitar todas as oportunidades para faltar às aulas. Nas refeições não se senta à mesa conosco, come numa bandeja na sala diante da televisão ou então, nos fins de semana, levanta-se tão tarde que muitas vezes almoça na hora de jantar e eu tenho de estar disponível para fazer a comida quando ele quer. Está sempre dizendo palavrões e fazendo gestos obscenos.
Pedro *(muito alto)* – Tenho me esforçado para ser diferente. Vocês é que não me respeitam, nem a mim nem às minhas idéias!

Durante essa sessão, procurei conotar positivamente as mudanças que a família foi capaz de levar a cabo, ao mesmo tempo em que tentei começar a definir um espaço de autonomia para o adolescente. Então no resto do tempo estimulei a família a discutir a negociação da semanada do Pedro, bem como ajudei a definir as despesas necessárias para o próximo casamento religioso de uma irmã do rapaz.

As sessões individuais que o jovem tinha com as duas profissionais a que me referi permitiam obter dados importantes sobre a família.

Pedro é o terceiro filho. Existem dois irmãos bem mais velhos, já casados, um irmão com 29 anos e uma irmã com 28, esta residente em outro país da Europa. Os filhos mais velhos são idealizados pelos pais, em contraste com a crítica quase permanente ao mais novo.

Os pais têm mais de 50 anos e são ambos funcionários públicos. O avô paterno do Pedro foi assassinado num assalto, em circunstâncias pouco claras, quando o filho (pai do adolescente em estudo) tinha apenas 4 anos, passando a ser muito ajudado na sua criação pela tia materna. Pedro descreve esse acontecimento como "morte tenebrosa", e essa situação ainda hoje reverbera intensamente na família.

Quanto à família materna, destaca-se o suicídio do avô materno, há quatro anos, também numa história de violência ainda pouco esclarecida, mas a que o Pedro empresta colorido político: "O meu avô era um homem muito bom; as pessoas da sua terra é que não gostavam dele, coisas de partidos".

Na terceira sessão familiar é evidente a maior tensão de todos. Pedro tem o olhar mais triste e está mais agressivo com os pais. A mãe chora e é a primeira a falar:

M – Está tudo cada vez pior. Ainda ontem fui chamá-lo de manhã e ele gritou um palavrão, os senhores calculam o que ele disse. Nunca se levanta na hora, a professora do prédio que lhe dá carona fica à espera e ele está sempre atrasado! Já tem uma porção de faltas! Eu não suporto mais isso! Não agüento!

Pedro *(para o terapeuta)* – É sempre assim! Adora fazer-se de vítima! Se as coisas não estão melhores, é porque os meus pais não ajudaram nada!

M – Ainda ontem entrei no banheiro, não sabia que o Pedro estava lá e ele gritou: "Vai tomar naquele lugar!"

Pedro – Você é que não bateu na porta! Uma pessoa não pode ter privacidade?!

D – *Por que razão você não trancou a porta?*

Pedro – Porque havia um robe pendurado que não deixava fechar a porta!

Pareceu-me que nesse momento entrávamos em uma questão fundamental – a privacidade necessária para a autonomia adolescente. Era como se a família não tivesse fronteiras, não

estava definido o papel de cada um, o espaço individual era a todo momento invadido pelo outro. Na intimidade necessária ao crescimento do adolescente, a passividade do pai e a ansiedade da mãe irrompiam no mundo do Pedro. Foi possível ir mais longe e verificar que naquela casa ninguém fechava as portas, tudo aparentemente era de conhecimento de todos.
D – *Pedro, sei que você quer amadurecer e ser independente. Como isso é possível se precisa da mãe para se levantar e nem sequer garante a sua privacidade no banheiro?!*
Pedro – Quero ser independente, mas para isso preciso fazer coisas sozinho, e não me deixam fazer nada! Toda a família me ridiculariza porque uso cabelo comprido e botas bicudas! Até o meu pai!
D – *O pai está muito calado. Não quer dar a sua opinião?*
P – Estou nervoso. Ele não respeita ninguém! Nunca houve problema com as portas quando os irmãos mais velhos moravam em casa! Agora é que ele dá pontapés para todo lado!

O restante do tempo da sessão foi utilizado para negociar vários aspectos da realidade familiar: decidiu-se pôr uma tranca no banheiro e fechar a porta dos quartos. Foi também revisto o modo de o Pedro se levantar, a partir de agora com o toque do despertador, só podendo a mãe intervir se ele não o fizesse sozinho (e, mesmo assim, ela o chamaria uma única vez). Reafirmou-se também a necessidade de manter os horários de saída.

Nessa sessão ficou muito evidente para a equipe a desvalorização contínua do Pedro, expressa nos comentários críticos à sua maneira de vestir, penteado e brinco. Os amigos do jovem são também apresentados como "pouco recomendáveis", o que provoca como resposta uma extrema agressividade verbal.

Na quarta sessão familiar tínhamos previsto estimular a participação do pai.

D – *Vamos começar pelo pai, que tem falado menos.*
P – Gosto mais de ouvir que de falar. A situação parece não ter melhorado. O Pedro me agrediu com o telefone!
D – *Por que razão o senhor se deixa bater?*
P – Porque, se eu me descontrolo, pode acontecer uma desgraça!
D – *Quer contar o que se passou?*
P – Ele já estava falando no telefone fazia muito tempo, parece que era com uma moça e eu...
Pedro – Vá se lixar!
D – *Pedro, você pode falar, mas tem de respeitar as regras. Aqui cada um fala na sua vez. Todos têm oportunidade de falar!*
P – Eu só queria que ele desligasse o telefone. Estava à espera de uma ligação e...
M – Mandou o pai para aquele lugar, professor! E depois deu-lhe com o telefone! E a mim mandou-me...
Pedro (*ao mesmo tempo*) – Não me aborreça!
D – *Quando falam todos ao mesmo tempo, eu não ouço!*
M – Isso é impossível! Eu não agüento mais!

Tornou-se evidente que era necessário e urgente fazer qualquer coisa para alterar o ambiente da sessão. O permanente clima acusatório, em que os pais criticavam o filho e este respondia com crescente agressividade, se não fosse alterado, conduziria a uma repetição, na sessão, das disputas familiares. Lembrei-me então de que Pedro se interessava muito por música, fazia parte de uma banda de rock e queria aprofundar os seus conhecimentos musicais.

D – *Vamos falar de outra coisa. Minhas colegas que conversam com o Pedro individualmente falaram-me do seu interesse pela música. Você quer falar um pouco sobre isso?*
Pedro – Tenho um conjunto, para mim é muito importante. Para o meu pai, é uma porcaria.

D – *Nunca ouviu o conjunto do seu filho?*

P – Já ouvi uma vez. Mas é uma música horrorosa, aquilo é só barulho...

D – *Não precisa gostar da música deles. Basta que compreenda como isso é importante para o Pedro. O que você faz no grupo?*

Pedro – Canto.

D – *Ah, não sabia... ou não me lembrava. E o que dizem da sua voz?*

Pedro – Dizem que tenho chance...

P – Aquilo não é cantar, aquilo é berrar!

Pedro – Não me torre! Que queria que eu cantasse o quê, o Hino Nacional? É assim, estão sempre me menosprezando!

M – Como você quer que eu possa gostar daquele barulho todo? Ensaiam na garagem, e todos os vizinhos protestam! Os doutores precisam compreender: aquele local pertence ao condomínio, é para ser utilizado como se deve, não se pode transformá-lo em um inferno quando as pessoas precisam descansar!

Pedro – Vá se lixar!

M – Os senhores estão vendo! É sempre assim! Ainda ontem me mandou àquele lugar!

D – *É engraçado, aqui nas sessões são os pais que falam dos palavrões, às vezes quase que os dizem...*

M – É que ele é covarde demais para dizer!

D – *Não é uma questão de covardia.*

Pedro – Isso é uma sessão de terapia. Não é para ver quem é o vilão do filme!

D – *Voltemos à música. Pedro, você quer falar dos ensaios?*

Pedro – Nós precisamos ensaiar, qualquer pessoa percebe isso. Na garagem, muitas vezes não tem ninguém. Faz muito barulho, a bateria, sabe como é...

D – *Você já pediu à sua mãe embalagens de ovos?*

Pedro – Como?

D – *Se pedir à sua mãe ou em um hipermercado, você pode arranjar aquelas embalagens que servem para acondicionar muitos ovos. Com um prego pequeno, fininho, pode prendê-las umas às outras e à parede. Conseguirá assim um isolamento bastante razoável.*

Essa intervenção mudou por completo o clima da sessão. Pedro pareceu surpreso e contente com a valorização dos seus ensaios. Os pais se mostraram aliviados, como se essa talvez fosse uma idéia a considerar. O diálogo prosseguiu.

D – *Quais são os projetos do grupo?*

Pedro – Já fizemos alguns shows, mas precisamos ensaiar mais. Sabe, a moçada não tem muito tempo...

D – *Que pensam os pais sobre isso?*

M – Se for uma coisa a sério, nós podemos ajudar.

Foi possível negociar e enquadrar a aprendizagem da música na vida do Pedro, de modo a não prejudicar os estudos. Mas logo os pais voltaram ao tema do dinheiro.

P – Não podemos pagar tudo o que ele quer. O dinheiro não é suficiente!

Pedro – Ao menos o dinheiro para a condução! Querem que eu ande a pé? É sempre uma chatice quando peço um passe...

D – *Pedro, por que razão você cria uma dependência permanente dos pais? Por que você não tem uma cartela de passes como tantos jovens da sua idade? Você deseja tanto ser independente!*

Pedro – Eles é que criam essas dependências! *(Nesse momento a mãe entrega uma cartela de passes ao filho.)*

O resto da sessão foi preenchido em discussões sobre a semanada e os gastos do Pedro. Elaborou-se um plano que ficou escrito no quadro branco existente na sala. Mas era importante averiguar, antes de nos despedirmos, como estavam outros pontos discutidos anteriormente.

D – *Vamos ver os assuntos habituais: o banheiro, o horário de levantar...*
Pedro – Agora acordo sozinho...
D – *Você tem um grande desejo de independência, Pedro, mas na prática age como uma criança.*
Pedro – Não quero que a minha mãe entre no quarto. Se ela não for me chamar, eu sei que não adormeço, porque tenho o meu orgulho. Quero dormir com a porta fechada, a minha mãe tem de bater na porta.
D – *E os estudos?*
Pedro – Agora estão indo melhor.
M – Mentira, professor! Fui falar com a responsável pela turma, sem ele saber. Ela me contou que o Pedro tinha lutado com um colega. Fiquei indignada porque cheguei em casa e perguntei ao Pedro se estava tudo bem na escola e ele me disse que sim.
Pedro – Você não tinha nada de ir à escola sem me avisar!
M – Você vai levar bomba! Tem faltas aos montes e não estuda nada.
Pedro – Não torre! Se eu levar bomba, o problema é meu!

A quinta sessão familiar realizou-se em junho de 1992, já depois de as aulas terem terminado.
D – *Então, Pedro, conseguiu passar?*
Pedro – Sim, passei. Estudei um bocado nas provas finais e consegui. Até tive duas notas boas!
D – *Os pais ficaram contentes?*
M – Sim.
P – Ele não se aplicou nada. Podia ter evitado a reprovação em duas disciplinas*, mas vai para o quarto dele e nunca pega num livro.

* No sistema de ensino português é possível passar de ano mesmo tendo sido reprovado em até duas matérias, desde que não sejam Português e Matemática (N.E.).

Pedro *(gritando)* – Como é que você sabe? Nunca vai lá!
D – *O pai sente dificuldade em ver os aspectos positivos.*
P – Podia ter passado de ano sem reprovação em nenhuma matéria...
D – *O objetivo era ser aprovado, e ele conseguiu. Estou contente com isso!*
P – Ele é muito sonhador. Eu sou um pai velho e não estou vendo nenhum futuro para ele.
Pedro – Ah, é? Mas o Jorge também não ia dar em nada e deu no que deu *(referência ao irmão mais velho, que fez curso superior e é tido como bem-sucedido profissionalmente).*

Discutimos a seguir os planos do Pedro para a primeira série do ensino médio. É a mãe que começa a dar explicações sobre o que o Pedro quer, as suas dúvidas, acabando também por expor a sua opinião. Os terapeutas fazem toda a família participar da discussão, e mais tarde é o próprio Pedro que decide que o melhor será seguir estudando até completar o curso, porque isso lhe permite mais opções.
D – *Mudando de assunto, como vai a sua banda?*
Pedro – Vamos dar uma festa na escola e estamos ensaiando.
P – Já ouvi dizer que vão levar tomates...
D – *Será que o pai não consegue levar a sério essa questão da música?*
P – Se fosse música clássica...
D – *Como já disse, o senhor não precisa gostar da música; mas é uma coisa importante para o Pedro.*
M – Mas o Pedro é o primeiro a não cumprir! Imaginem os senhores que faltou a uma aula de música para ficar com dinheiro para assistir a um show e preparar as coisas para a apresentação na escola. Chegou em casa de madrugada e desatou aos berros comigo. Virou-se para mim e gritou: "Que é que você quer, sua vaca?"
Pedro – E você tinha de ficar acordada à minha espera? E lem-

bra o que me disse?: "Então, quantos baseados você fumou?! *(Fala imitando a mãe.)*"

Foi necessário muita firmeza da parte da equipe terapêutica para que a família não retornasse ao contexto acusatório ao Pedro, com este imediatamente respondendo de modo análogo. Valorizando sempre o interesse do adolescente pela sua formação musical e pela possibilidade de colocá-la em prática, procurei então delimitar, em conjunto com a família, as opções do Pedro, em matéria de idas a shows e danceterias. O tempo seguinte foi dedicado ao plano de férias da família.

P – Vamos passar duas semanas de férias na nossa aldeia. O resto ainda não sabemos.

M – O Pedro talvez precise ir às termas. Não esqueçam que ele sofria de asma e no ano passado não fez tratamento termal, como o médico tinha indicado.

Pedro – Não preciso das termas para nada. Faz mais de um ano que não tenho um ataque de asma.

D – *Por que você não vai ao médico para saber se precisa ir às termas? Se quer ser cantor, você tem de se preocupar com a saúde e sobretudo com a voz.*

Pedro – Está bem, mas, se eu não for às termas, quero acampar duas semanas no Algarve com os meus amigos.

P – Gastar dinheiro...

Pedro – Não seja muquirana! Pare com essa mentalidade de novo-rico! Pensa que eu sou como você? Não preciso de muito dinheiro para duas semanas de férias: não se esqueça de que vou só acampar! Não faço como você, que quando viaja fica em hotel cinco-estrelas... Você tem dinheiro para eu ir à Bélgica ficar com a minha irmã, tem dinheiro para eu ir às termas, mas não tem para eu viajar com os meus amigos!

M – Com quem você vai?

Pedro – Você sabe bem.
P *(abana a cabeça e ri).*
Pedro *(para o pai)* – E você não precisa ficar com essa cara: já sei que acha que são todos um bando de drogados.
M – Pois é, doutores, nós sabemos que ele vai para lá e vai fazer o que bem entender. Já disse que vai tomar alguns porres, fazer piqueniques à noite na praia e depois tomar banho de mar. Aí ele e os amigos andam a noite inteira por lá e dormem o dia todo. Os senhores acham que isso é bom?
Membro da equipe – A senhora deve ser uma das mães mais bem informadas sobre os jovens, até sabe o vocabulário deles e tudo... *(a mãe sorri).* É uma coisa engraçada nessa família, como o Pedro não tem segredos. Não há segredos nessa família. Por que razão você lhes conta tudo?
Pedro – Tudo bem, a partir de agora vou ser um túmulo.
M – Também não é preciso exagerar. Bem, se o médico disser que ele não tem de ir para as termas, eu o deixo acampar *(olha para o marido).* Se o meu marido não se importar, é claro!

A sessão termina com o acordo sobre as férias: ida ao médico, estada na casa da irmã na Bélgica, férias no Algarve na primeira quinzena de agosto e férias com os pais na segunda quinzena.

Nessa sessão procurei, por um lado, estimular o aspecto criativo da personalidade do Pedro, com o propósito de consolidar a sua identidade, essencial para a sua autonomia; por outro lado, prossegui a tarefa de reestruturar a família, procurando delimitar as fronteiras entre os pais e o filho. Salta aos olhos a extrema proximidade entre o adolescente e a mãe, visível no conhecimento desta sobre todos os movimentos do jovem. Esse viver a dois exclui em geral o pai e é vivenciado de modo ambivalente pelo Pedro e pela mãe, contribuindo para um bloqueio do processo de desenvolvimento. A insistência do terapeuta na formação musical compreende-se como uma área a valorizar no futuro do rapaz, ao mesmo tempo que desse modo se tenta preservar uma atividade que só diz respeito a ele.

Com o decorrer das sessões individuais e da terapia familiar, a família conseguiu mudar um pouco os padrões de comunicação. Em algumas questões, o pai se tornou menos distante, passando a tomar parte ativa nas decisões, ao passo que a mãe parecia menos ansiosa com a situação. Na fase final do ano letivo, Pedro conseguiu organizar melhor os estudos, sendo aprovado – objetivo essencial no momento, já que os seus 17 anos exigiriam que estivesse mais adiantado em termos de escolaridade.

A sexta sessão familiar realizou-se em julho de 1993. Começamos a falar de modo mais relaxado. Pedro refere-se à namorada com prazer e consegue contar umas piadas sobre a mãe dela. Os pais, pela primeira vez, ouvem com um sorriso e sem interromper. Aproveito a menor ansiedade da família para introduzir uma questão.

D – *Uma coisa que nunca entendemos é por que razão o Pedro, sempre educado e gentil conosco, é tão agressivo e malcriado com os pais.*

P – É educado com todo mundo, menos conosco. Parece que odeia os pais. Se eu contasse aos meus colegas o que ele fazia em casa, diriam que eu estava mentindo.

Pedro – Falo assim porque é a única maneira de eles me ouvirem!

D – *Talvez os pais tenham seus motivos para estar menos atentos, outras preocupações, talvez mais antigas...*

P – Já falei uma vez sobre a morte do meu pai. Fiquei traumatizado para sempre, lembrem-se de que eu tinha só 4 anos na ocasião. Vivo com o espectro da morte desde essa época. Sempre que os filhos saem, fico muito aflito. Foi assim com os mais ve-

lhos. Penso sempre o pior quando se atrasam; com o Pedro mais ainda, porque ele nunca foi muito pontual.
M – Foi sempre assim, não é só com o Pedro. Sempre foi um inferno.
Pedro – O meu pai tem pesadelos terríveis, acorda de noite aos gritos. Nunca compreendi como a minha mãe suporta viver assim há mais de trinta anos.
D – *O senhor quer falar um pouco sobre isso?*
P – Lembro-me de histórias que contaram sobre o meu pai, como ele foi assaltado, o que se falou na época... Tenho sonhos muito violentos, aparecem sangue e coisas terríveis...
M – Na nossa família tem havido momentos muito difíceis. Também me recordo a toda hora do suicídio do meu pai. Acho que muitos problemas do Pedro vêm daí, ele tinha 13 anos então. O meu filho mais novo foi muito afetado pelo que se disse na ocasião e ficou zangado com a minha irmã, acha que ela teve culpa.
Pedro – Eu gostava muito do meu avô. A minha tia não deu a mínima importância quando ele disse que ia se matar!

O trabalho de reestruturação feito em sessões anteriores permitiu que, nesse momento, a família falasse de um assunto difícil: a morte dos avôs, em circunstâncias trágicas e mal esclarecidas. Ficou nítido um papel de "animador" que o Pedro desempenhava na família, de certo modo protegendo-a diante de difíceis períodos de luto. E o seu processo de autonomia só poderia prosseguir se ele fosse "dispensado" da tarefa que o sistema familiar lhe exigia.

A sessão termina em um clima completamente diferente. Parecia uma experiência nova: tínhamos estado ali, durante uma hora, falando de coisas tão importantes com um mínimo de respeito recíproco.

Seguiu-se um longo período de férias. Dificuldades para conciliar datas fizeram com que só nos reuníssemos de novo no início de outubro.

M – Professor, tudo está outra vez muito, muito ruim. Ainda ontem, por uma bobagem, ele me mandou tomar em tudo o que é lugar. Quando lhe chamei a atenção, gritou: "Lá vem você me chatear, sua vaca!" Desculpem, mas foi assim mesmo. E eu não agüento mais, não quero viver com ele! Não quero viver com ele!

Pedro – Os meus pais estão sempre me criticando. Não me respeitam!

M – E você respeita alguém? Viajamos e ele levou umas moças lá em casa, deixou tudo numa grande bagunça. Os vizinhos comentaram. Eu não posso aceitar que ele transforme a minha casa em um bordel!

Pedro *(gritando)* – Fale com o pai. Ele não me compra preservativos e não me diz para usá-los?

P – A verdade é que o Pedro deixou de namorar aquela moça de que falamos antes das férias. Parece que ela não se portou bem, e agora ele sai com outras, mas não é a mesma coisa.

Pedro – Agora não quero compromisso, só quero curtir. A casa também é minha; quando os meus pais não estão, posso fazer o que me apetece. O Jorge também levava namoradas lá, todos os rapazes fazem isso quando os pais não estão.

Nessa sessão abordamos a questão da sexualidade, sempre na perspectiva da autonomia do Pedro e da mudança na família que a adolescência necessariamente implica. Foi possível estabelecer limites, definir regras para o Pedro na ausência dos pais e sobretudo procurar que os genitores cooperem um com o outro na definição do próprio papel. Pareceu também claro que as persistentes referências da mãe aos abusos de linguagem do Pedro em casa correspondiam a um alerta para os terapeutas, como a dizer que era essencial não desistir dessa família e continuar o tratamento por um longo período.

A equipe terapêutica interrogou-se sobre esse aparente retrocesso. O que teria acontecido?

É provável que o longo intervalo entre as duas últimas sessões tenha provocado um retorno aos padrões anteriores de interação familiar, mudados apenas de forma superficial; ou que a ruptura afetiva do Pedro o tenha deprimido de novo, fazendo-o voltar a padrões regressivos no relacionamento com os pais.

As nossas inquietações foram confirmadas em uma consulta individual. Pedro confidenciou à doutora Paula o seu desejo de sair de casa, viver em um quarto alugado e estudar à noite. Pedia ao mesmo tempo um atestado médico para justificar as inúmeras faltas escolares. Pareceu-nos um momento decisivo na terapia: seria terrível para o Pedro uma saída precipitada de casa, seria ruim para os pais não encontrar outra saída para além dos conflitos habituais. Decidi então escrever uma carta à família, para ser lida antes da próxima sessão em conjunto. Dizia assim:

À família Gomes

Escrevo-lhes antes da sessão marcada para a próxima terça-feira, depois de refletir sobre os seus problemas e de ter trocado impressões com a doutora Paula Pinheiro. No trabalho que temos efetuado em conjunto, nas sessões de terapia familiar, duas conclusões são possíveis:

1- Pedro luta por ser independente, em uma família em que o espaço de cada membro nem sempre é facilmente conquistado. É claro que muitas vezes Pedro exagera na forma como tenta conseguir a sua autonomia (gritando e sendo agressivo e mal-educado), mas não podemos esquecer como ele deseja ser livre para poder triunfar na vida por meio da sua criatividade musical, que é o campo que verdadeiramente lhe interessa.

2- Os pais estão muito ligados aos filhos, aos que já constituíram novas famílias e ao que ficou, o Pedro. Nada é mais importante para eles que ter a família unida e os filhos felizes. No entanto, o diálogo crítico permanente entre os pais e Pedro não permite que a família prossiga em liberdade e cada um possa definir o seu papel individual.

Chegamos assim a um impasse que faz sofrer a todos. Pedro não consegue tornar-se independente de imediato, a vida em conjunto dos três tem sido muito difícil.

Que fazer?

Provavelmente Pedro pensará que a melhor forma de resolver o assunto é arranjar um emprego, alugar um quarto e tentar começar a viver sozinho. Os pais não concordam com essa atitude, mas, desesperados com o sofrimento atual, não terão (poderão ter?) forças para outra solução.

Ora, eu queria dizer-lhes muito firmemente que não poderá haver uma boa solução se não resultar de uma negociação entre todos. Os filhos que abandonam zangados a casa dos pais voltam mais tarde com maior angústia ou carregam esse problema a vida toda. Os pais que os deixam partir ficarão a vida inteira sem saber se agiram bem ou se haveria solução melhor.

POR ISSO LHES PEÇO QUE REFLITAM E NÃO TOMEM DECISÕES ATÉ PODERMOS FALAR EM CONJUNTO.

Ao Pedro, peço que não precipite as coisas. Entendo como é difícil sentir que não é compreendido e que só o criticam. Como desejaria ter um pai companheiro com quem pudesse falar e que o acompanhasse, ou uma mãe que o amasse como a sua mãe o ama, mas tivesse mais respeito pelo seu amadurecimento e autonomia. Aos pais, peço que não desistam.

Compreendo como gostariam que Pedro fosse calmo e obediente e tivesse sucesso como os irmãos mais velhos. Mas o filho que têm um dia fará a sua autocrítica e compreenderá que exagerou nos reparos que lhes fez.

A única maneira de resolvermos os problemas é conversando, com a calma que a existência de outra pessoa nos deve merecer.

Peço, pois, que continuem buscando um entendimento com a nossa ajuda. Alguma coisa já foi conseguida. Mais iremos conseguir se continuarmos conversando.

Espero que na próxima terça-feira, às 10 horas, todos compareçam. Peço que essa carta seja lida pelo pai, com a mãe e o Pedro ouvindo em silêncio.

Com os melhores cumprimentos para todos.

Com estima e apreço pela sua força como família.

Daniel Sampaio

Escrevo estas páginas no fim de novembro de 1993, após a sessão a que a carta faz referência. O impacto do que escrevi foi grande: toda a família se uniu num esforço reflexivo. Foi possível ao pai ter uma atitude firme mas afetuosa, impedindo que Pedro saísse precipitadamente de casa. A mãe leu a carta várias vezes, parando também um pouco para pensar, sem chorar e sem dizer que não agüentava mais. Quanto ao Pedro, adiou o seu projeto de sair de casa. Concordou que talvez não fosse ainda o momento, pois ele próprio precisava amadurecer a idéia.

Quando lerem este capítulo, como estarão o Pedro e a sua família? Quero crer que estejam vivendo com mais sinceridade e menos sofrimento. Que o Pedro seja capaz de lutar pela sua independência sem insultar os pais. Que estes não o critiquem sem cessar e possam ver a sua alma de artista.

Porque o Pedro é isso mesmo: um Rambo artista. Tem de falar alto – sem dúvida de maneira descontrolada e agressiva – para que os pais possam ouvi-lo. É Rambo porque arrebenta portas, diz palavrões e agride quem o contesta, mas não tem medo. É artista porque nada é mais importante para ele que a música e a possibilidade de ser um grande cantor.

Quando os pais do Pedro eram mais novos, a adolescência dos primeiros filhos foi simples. Puderam deixá-los sair de casa sem grandes sobressaltos e constituir novas famílias. Entretanto eles envelheceram, têm menos energia para os 17 anos do filho mais novo. A adolescência agora também tem mais música, mais cor e mais risco. O pai não esquece o assassinato do próprio pai, a mãe recorda sem cessar o suicídio paterno. Estão presos às suas recordações, temem a violência, mas a alimentam porque assim continuam vivos.

A chegada do Pedro à adolescência coincidiu com a morte do avô materno. A mãe deprimiu-se e agarrou-se ao último filho, talvez assim não sentisse tanto a morte do pai. O pai do Pedro vive a nostalgia de ser bom pai, como sente que conseguiu com o Jorge, e não com o Pedro, talvez porque nunca conheceu o próprio pai e o filho exige muito.

Os pais não conseguem reconhecer o lado positivo do Pedro: a força, a audácia, a criatividade expressa por meio da música. Vêem apenas o adolescente agressivo que pede sem cessar, esquecendo a criança um pouco abandonada que vive sempre sendo comparada com os irmãos mais velhos.

Quantas famílias como essa se desorganizam quando a adolescência dos filhos põe tudo em questão e agita o precário equilíbrio anterior? Quantos Pedros não conseguem construir a própria identidade e se agarram a comportamentos violentos para não pensar nas suas fraquezas?

Mas a resposta e a solução são possíveis. A única forma é ajudar essas famílias a encontrar uma alternativa a partir de si mesmas.

É isso que a terapia familiar pretende: a construção mútua de uma realidade diferente. Pode ser então que os Pedros deixem de ser Rambos para ser apenas artistas.

7

SINAIS DE MORTE, SINAIS DE VIDA

Carla e a anorexia nervosa

A anorexia nervosa (AN) é uma doença conhecida há muito pelos profissionais de saúde, embora só nos últimos anos tenha caído no domínio público. O termo anorexia, consagrado pelo uso, não é feliz: esses doentes não têm falta de apetite, muitas vezes até sentem fome, mas se recusam a comer devido ao terror de engordar.

As principais características de uma paciente com AN são as seguintes:

1- Trata-se de uma mulher jovem (a doença é bem rara entre os homens), muitas vezes adolescente, que tem receio mórbido de aumentar de peso e perdeu o controle diante da quantidade de alimentos que ingere. O medo de engordar faz com que a pessoa adote um comportamento destinado a baixar o peso, reduzindo acentuadamente a quantidade de alimentos, sobretudo carboidratos (pão, bolos, açúcar, massas) e gorduras. Algumas pacientes com AN utilizam métodos ativos para emagrecer, dos quais os vômitos autoprovocados, o uso de laxantes e diuréticos e o exercício físico intenso são os mais freqüentes.

2- Desse modo, uma doente com AN perdeu muito peso quando o distúrbio atinge pleno desenvolvimento. Todo o esforço deve ser feito no sentido do diagnóstico precoce, mas muitas pacientes são diagnosticadas apenas em fases adiantadas do distúrbio. A perda de peso pode ser muito visível, atingindo às vezes cerca de 25% do peso anterior, embora uma diminuição de 15% já seja suficiente para sugerir a possibilidade de AN. Uma perda de peso acentuada pode ocorrer em várias doenças, sendo obrigatório portanto excluir a presença de qualquer outra afecção médica ou psiquiátrica.

Atualmente se considera que o índice de massa corporal é mais preciso como indicador de diversas perturbações do comportamento alimentar. Obtém-se esse índice dividindo o peso de uma pessoa por sua altura ao quadrado, isto é:

$$\text{IMC} = \frac{\text{Peso (kg)}}{\text{altura (ao quadrado)}}$$

Com esse cálculo, chega-se a um valor (considerado normal entre 20 e 24.9) que, abaixo de 16 e na presença dos outros sintomas, é muito sugestivo de AN.

3- Uma mulher com AN deixa de menstruar (diz-se que está com amenorréia), por alterações hormonais basicamente associadas à desnutrição. A ausência de fluxo menstrual pode ocorrer no início da doença, mesmo antes de significativa perda de peso, e está sempre presente quando há marcado emagrecimento.

4- Além do medo de engordar, da acentuada perda de peso e da amenorréia, que são os sintomas mais característicos da AN, surgem freqüentemente outras alterações. As pacientes com AN distorcem a própria imagem corporal e tendem a ver-se mais gordas do que estão na realidade, chegando a ponto de se considerarem gordas mesmo quando se encontram visivelmente emagrecidas.

Um grupo importante de doentes com AN apresenta crises de ingestão compulsiva de alimentos em geral de alto valor calórico, engolidos de modo rápido e descontrolado (situação chamada de *binge eating* por autores anglo-saxônicos). Fala-se então de AN bulímica, por oposição às pacientes com AN restritiva, quadro em que não há grande seleção de alimentos nem episódios de ingestão compulsiva – as crises bulímicas.

Outra doença do comportamento alimentar é a bulimia nervosa, distúrbio que nos últimos anos se diferenciou da AN. É também mais freqüente em mulheres, sem histórico anterior de grandes restrições alimentares, que se preocupam excessivamente com a imagem corporal. Têm crises bulímicas pelo menos duas vezes por semana e utilizam métodos ativos para perder peso, como vômitos, jejuns prolongados, laxantes ou exercício físico intenso.

Existem formas de passagem da AN para a bulimia, havendo doentes que têm sintomas das duas afecções em diversos momentos da vida. Atualmente há um aumento dos comportamentos bulímicos, desde que a bulimia foi descrita, em 1979, por Russell[2], exigindo terapias diferenciadas.

Os distúrbios do comportamento alimentar têm causas desconhecidas. Na sua gênese parecem coexistir prováveis fatores de vulnerabilidade biológica (disfunção hipotalâmica?), fatores desencadeantes que levam à insatisfação com a imagem corporal (pressão sociocultural para ser magra) e fatores que perpetuam o problema (desnutrição e reações dos familiares e amigos)[3].

O tratamento da AN está, no entanto, bastante bem estabelecido em termos mundiais. É essencialmente psicoterapêutico, sendo indicada a terapia familiar nas anoréxicas mais jovens. O internamento hospitalar impõe-se quando o estado de desnutrição ameaça a vida, quando não é possível obter apoio da família ou a psicoterapia não revela progressos. Não se deve prosseguir o tratamento psicoterapêutico se o peso se mantém em limites perigosos, como infelizmente continuamos a ver em certos casos. É impossível obter bons resultados por meio da psicoterapia se o estado geral da doente não melhora e os sintomas ligados à subalimentação permanecem inalterados ou se agravam.

O Núcleo de Doenças do Comportamento Alimentar é uma equipe multidisciplinar do Hospital de Santa Maria, em Lisboa, que se tem dedicado ao estudo e tratamento dessas doenças. Diversas investigações do grupo indicam que há mais pessoas sofrendo desses problemas e sobretudo existem cada vez mais moças excessivamente preocupadas com o corpo e com dietas, fatores que em personalidades vulneráveis podem desencadear a AN.

É importante esclarecer que só se deve iniciar uma dieta com apoio médico e que uma moça que mostre persistentemente algum dos comportamentos aqui citados com relação à alimentação precisa ser encaminhada para uma consulta de avaliação. Quando a AN não oferece dúvidas de diagnóstico, a paciente deve procurar uma equipe especializada no tratamento desses distúrbios. Não podemos esquecer que essas afecções, embora à primeira vista tenham a ver só com a alimentação, estão fundamentalmente relacionadas com problemas psicológicos profundos, que exigem tratamento urgente, pois podem pôr em risco a vida da pessoa.

Quando a situação se agrava, o internamento hospitalar é essencial, como vimos, para tratar as complicações médicas da desnutrição e iniciar o trabalho terapêutico para enfrentar as dificuldades psicológicas que perpetuam a doença.

Vou agora falar da Carla. Eu a conheci quando foi internada no Serviço de Psiquiatria do Hospital de Santa Maria, no fim de setembro de 1992. Carla é tratada em sessões individuais pela doutora Dione Padre-Santo, com a cooperação da doutora Helena Cristina Dias. As sessões de terapia familiar, iniciadas durante o internamento hospitalar, foram conduzidas por mim, com a co-participação das duas terapeutas citadas, a quem agradeço a colaboração.

Impressionou-me o seu aspecto: muito magra, tinha um ar triste e um pouco alheado, parecendo às vezes que o que se passava não tinha nada a ver com ela. O seu estado era grave: pesava 29 quilos, muitíssimo abaixo do necessário para a sua altura e para os seus 15 anos.

Contou que em janeiro daquele ano pesava 52 quilos, tendo começado a restringir os alimentos e perdido muito peso, sobretudo em agosto. Desde março não menstruava e havia consultado vários médicos sem que o diagnóstico da AN tivesse surgido. Não se sentia magra, afirmava sentir-se bem com o peso atual, repetindo que apenas aceitara o internamento porque as outras pessoas diziam que estava magra e porque os pais estavam tristes com ela. Embora de início tenha dito não saber qual a causa da sua doença, acabou por atribuí-la à mudança de escola verificada no período de 1991/1992. Quando concluiu o ensino fundamental, os pais decidiram que deveria freqüentar outro estabelecimento de ensino, para aumentar as chances de entrar numa faculdade.

Carla é muito boa aluna. No último ano havia tirado notas excelentes em todas as disciplinas. Estuda diariamente com afinco e aproveita vários intervalos na escola para ir para casa (que fica perto) estudar ou completar alguns apontamentos.

A primeira sessão familiar realizou-se em outubro de 1992. Compareceram a equipe terapêutica, os pais e o irmão da Carla, o Francisco, de 18 anos (estudante universitário).

Daniel – *Gostaria de perguntar o que sabem sobre a doença da Carla.*

Pai – Sabemos que é anorexia...

Mãe – Talvez o doutor possa explicar...

D – *A anorexia nervosa é uma doença psiquiátrica grave que necessita de tratamento prolongado... (seguiram-se vários esclarecimentos).*

Francisco – A minha irmã não consegue fazer nada sozinha, precisa da mãe para tudo. Não gosto de psiquiatras; vim aqui porque me disseram que era preciso ajudar a minha irmã. Acho estranho a Carla não ter amigas e não sair de casa...

M – Eu não trabalho fora há uns anos, passo o dia em casa. O Francisco pouco pára por lá e o meu marido trabalha muito, chega bem tarde. Já faz muito tempo que percebi o problema da Carla. Tento fazê-la sair: às vezes a convido para passear no shopping para fazermos compras, desde que ela tome um sorvete, mas a Carla arranja sempre uma desculpa qualquer e não come.

D – *Estou sentindo que ela tem vivido muito só. Como isso aconteceu?*

M – Foi sempre assim... *(começa a chorar convulsivamente).*

D – *A Carla, se não se desenvolver, se não tiver amigos ou mesmo se continuar doente, pode ficar perto da mãe. O irmão qualquer dia arranja uma namorada e se casa, o pai continua a chegar tarde em casa e a Carla fica fazendo companhia à mãe.*

Carla – Estou triste por ver os meus pais preocupados. Tenho medo de ficar gorda! Não quero tomar comprimidos para abrir o apetite! Mas vou fazer um esforço para comer, para não ter de ficar aqui no hospital muito tempo.

D – *Você pode aumentar de peso sem ficar gorda. Apenas queremos que atinja um peso adequado à sua idade e altura e que lhe permita ter saúde. Com 29 quilos, você põe a vida em risco.*

A segunda sessão ocorreu cerca de quinze dias depois.

P – Estamos contentes com a evolução da Carla. Sabemos que seu peso não aumentou, mas achamos que está com uma atitude mais positiva.

D – *É melhor não haver grandes entusiasmos, por enquanto. A AN é uma doença que requer tratamento prolongado. Parece ser um distúrbio da alimentação, mas não é só isso! Há sempre muitas outras questões. Por exemplo, não podemos esquecer os problemas da menstruação. Vamos falar sobre isso. Como foi a primeira menstruação?*

M – Conversei com a Carla sobre isso.

C – Já sabia pelas minhas amigas.

P – A Carla teve dificuldade em aceitar as mudanças físicas da adolescência. Sempre tentou esconder o seio, usava roupa larga para disfarçar e encolhia os ombros, parecia corcunda...

M – Talvez a culpa tenha sido minha. Devo ter falhado em alguma coisa, não soube acompanhá-la...

D – *Como viram o desenvolvimento da Carla? Têm dois filhos novos, em idade de namorar...*

P – Os filhos devem namorar quando quiserem. Até acho que chegou o momento... Não quero que lhes aconteça o que me aconteceu! Durante o namoro a minha mulher era muito vigiada e ela deixava... sempre foi muito dependente dos pais, nunca conseguiu infringir uma regra. Agora vive muito agarrada ao passado, queixando-se muitas vezes de não ter aproveitado a juventude.

M – Na verdade sou uma pessoa cheia de defeitos!

C – Eu não quero casar. Só gostaria de ser independente e ter uma casa minha.

D – *Carla, troque de lugar com o seu irmão. Assim você pode ficar perto da sua mãe.*

C – Agora preciso da minha mãe, mas quero ser independente! Aqui no hospital é que não faço nada. Não posso fazer nenhum

projeto! Queria ir para casa no fim de semana e a doutora Dione já me disse que não posso...
D – *Decidimos em conjunto que era melhor você não sair, já que não ganhou peso. Todos a vêem quase correndo de um lado para o outro. Você precisa ficar e até repousar depois das refeições.*

Terceira sessão (20/10/92)
P – Gostaria que os doutores dissessem o que acham do estado da Carla. Eu continuo a achar que ela está melhor. Por isso não entendi quando uma enfermeira me perguntou se eu tinha trazido laxantes... Sei que a minha filha está com diarréia, mas nunca faria isso. Até deixamos de trazer água mineral!
D – *Na AN há moças que tentam emagrecer tomando laxantes e diuréticos, daí a preocupação da enfermeira.*
C – Eu já estou melhor. O que me preocupa é a quantidade de alimentos que tenho de comer. Como um prato de comida e em seguida mais um pouco, para ficar boa. Aí fico pensando se não vou engordar depressa demais.
D – *Se você comer uma porção razoável e descansar depois das refeições, não precisa repetir. Mas a anorexia não é só comida. Vamos falar dos amigos e das saídas da Carla.*
F – A minha irmã anda sempre sozinha. Os meus pais saem muito pouco, mas, quando saem, tenho de ficar tomando conta dela.
M – Isso acontece porque no ano passado foi um terror lá no bairro. Todos os dias contavam-se casos de vizinhos agredidos por bandos de crianças, com 10 ou 12 anos; também houve o episódio de uma moça grávida que foi violentada e depois abortou. Uma colega da Carla, da idade dela, chegou a levar uma facada nas costas por não ter entregue o *blazer*!
D – *Foi por isso que começou a proteger a sua filha?*
M – Exatamente. Gosto que ela vá até em casa no intervalo das

aulas e na hora de saída aproveito para fazer uma compra qualquer e vou buscá-la à porta da escola. No quarto é um pouco assim também. Ela deixa a roupa fora do roupeiro e os livros espalhados pelo chão, faz ali o mundo dela. E depois eu tenho de ir lá arrumar tudo o que está fora do lugar.
C – Eu quero o meu quarto assim.
M – Assim, naquele caos?
D – *A Carla está delimitando o seu território, garantindo a sua privacidade. Quer manter a família unida e ao mesmo tempo tenta ser independente.*
M – Não sei se somos unidos, juntos é que não estamos. O meu marido raramente está em casa. Há vinte anos que luto contra isso.
P – Sabe, professor, nasci no interior e vim para Lisboa com 13 anos. Subi na vida a pulso. Consegui formar um pequeno patrimônio, algo de sólido para os meus filhos, mesmo que eles não queiram continuar o negócio da marcenaria.
M – Mas, agora que conseguiu tudo isso, você já está com outra idéia! Quer voltar para o interior e cuidar de uma chácara!
P – Isso é apenas uma idéia. Nunca obrigarei os meus filhos a viver lá.
F – Acho bom, a cidade é melhor.
M – Eu também não quero ir para lá. A minha terra é aqui, preciso estar perto do mar. Só no ano passado é que conseguimos ir à praia, o meu marido tem sempre muito que fazer...
P – Se não vou para a praia é por causa do trabalho. Você é que não consegue ficar um único dia sem falar com a sua mãe e o irmão!
D – *Então uma solução possível seria o Francisco casar, o pai ir para o interior e a mãe ficar com a Carla.*
P – Eu não quero me separar da minha mulher; se ela não quiser ir, eu também não vou.
M – É isso, eu nunca irei para o interior. Posso até me separar!

F – Você disse o contrário do pai!
P – Qual é a sua opinião nessa história?
F *(levantando-se de repente)* – Não quero saber de nada disso!
D – *O Francisco fez bem em manter-se de fora. Esse é um problema dos pais, eles é que têm de resolvê-lo.*

A quarta sessão (27/10/92) iniciou-se com o pai comentando o fim de semana da Carla em casa.
P – Foram dias muito bons, acho que a Carla se alimentou bem.
M – Fomos às compras, trouxemos frutas, iogurtes e margarina *light*.
D – *A Carla quer comer e compra alimentos, mas curiosamente a margarina que escolhe é* light. *Vamos falar mais da família. Como é a maneira de ser de vocês?*
F – Somos todos muito reservados. O meu pai ainda é o mais comunicativo e o mais brincalhão, a minha irmã é a mais calada.
M – Eu falo pouco, eles me criticam muito. Quando falo, eu me sinto ridícula.
D – *Nessa idade os filhos têm muito medo de que os pais sejam ridículos. A propósito, o que têm achado dessas reuniões familiares?*
C – Às vezes me desagradam. São ditas coisas que não são bem assim.
Membro da equipe – É importante então que você participe mais e diga abertamente o que sente.
C – Por exemplo, gostaria de saber se o meu cérebro não vai ser afetado?
D – *As dificuldades que você está sentindo agora se devem ao estado de fraqueza.*
P – Mas ela está se recuperando muito bem. Espero que tenha alta em breve.

D – *Ainda é cedo para falarmos em alta. Há um longo caminho a percorrer.*

Quinta sessão (3/11/92)

M – Continuamos achando que tudo está muito melhor. Queríamos perguntar aos doutores se ela não poderia prolongar uns fins de semana em casa, ficar mais dias, como a Carla pretende.

D – *Com essa doença, a Carla pode ser responsável?*

M – Eu acho que sim, mas ela ainda tem medo.

P – Eu também acho que sim.

F – Eu acho que é melhor a minha irmã ficar mais tempo no hospital, até porque ela ganhou um pouco de peso nos últimos dias.

Membro da equipe – Acho o ponto de vista do Francisco muito sensato. Seria pouco prudente os pais correrem um risco muito grande e levarem a Carla para casa cedo demais.

C – Que quantidade de doces posso comer?

D – *É melhor que você aumente de peso ganhando músculo e não engordando muito. Mas, além da alimentação, que outras mudanças vocês podem fazer?*

P – A minha mulher devia mudar o modo de ser, aceitar melhor as críticas e as brincadeiras. Reage sempre ao contrário: se brincam não gosta, se não brincam protesta também.

F – Era bom que a minha mãe não fosse tão pessimista. Devia ter outra ocupação além da casa.

M – Comecei a trabalhar muito nova num cabeleireiro e até gostava. Ao fim de alguns anos cheguei a atingir uma boa posição, mas com o nascimento do Francisco tive dificuldade em continuar. Mais tarde tive uma loja de tecidos com a minha irmã e um ateliê de costura, mas acabei desistindo. Os filhos queixavam-se da minha falta em casa, queriam que eu os levasse ao

colégio e coisas assim. Também tive alguns problemas com a minha irmã... olhem, acabei ficando definitivamente em casa.
D – *Sacrificou-se pela família, só que correu um risco grande em relação a si própria. Arrisca-se a não realizar-se como pessoa.*
M – Sinto-me muitas vezes mal. Por exemplo, os meus filhos nunca me acompanham. Quando saem comigo na rua, caminham à frente ou atrás.
F *(para a equipe terapêutica)* – É paranóia dela! Nós até saímos bastante com os pais, vamos nos fins de semana à casa dos avós. Não tenho nenhum amigo que faça isso!
D – *Como vai ser quando vocês forem independentes? O que vai suceder aos pais?*
M – O meu marido fica agora um pouco mais em casa.
D – *Algo que a Carla conseguiu com a doença...*
P – Não, corresponde a uma fase da marcenaria. Agora, eu acho que todos devemos tentar mudar. Por exemplo, era bom que o Francisco fosse menos agressivo com a mãe...
C – Comigo também ele é muito agressivo. Às vezes me bate, teima comigo o tempo todo, é ele quem escolhe sempre os programas de televisão! Agora não, desde que estou doente ele tem mais cuidado.
D – *Carla, com a sua doença há menos conflitos, mas você não amadurece nem se torna independente.*
F – É isso, ela tem de sair mais, conviver com amigas...

Sexta sessão (10/11/92)
C – Com que peso estou agora?
Membro da equipe – 34,4 quilos.
P – Continuo pensando que a Carla está bem melhor. No fim de semana fomos todos almoçar fora, eu e a mãe estávamos comemorando o nosso aniversário de casamento.

M – Eu também acho que ela está melhor, só que penso que ainda come forçada.

P – Talvez seja por causa do repouso. O corpo não pede tanto alimento.

D – *Na idéia de vocês, o que significa estar curada de uma AN?*

M e P – Ter bom peso, não ter medo de engordar.

D – *Mas também se sentir melhor consigo mesma e com os outros, aceitar o próprio corpo com saúde, ter períodos menstruais – enfim, ser independente...*

M – Acho que sim. Mas isso me custa. Para mim, tem sido difícil ficar sem ela lá em casa, o Francisco sai muito e o pai chega tarde, embora agora um pouco menos...

P – Eu também sinto a falta da Carla. E talvez até o Francisco sinta, não é?

F – Sinto. Pelo menos para poder fazer birra!

D – *Carla, já tinha reparado como gostam de você na família?*

C – Pensava que não gostassem tanto assim...

P – A Carla está reagindo de maneira diferente, está vendo as coisas melhores.

Sétima sessão (17/11/92)

C – Estou contente, sinto-me melhor. Vou para casa na quinta-feira à tarde e só volto na segunda. Já combinei com a minha médica.

F – Eu acho que a minha irmã agora vai bem, mas a doença dela não é só não comer. Deve ter um problema psicológico, ela se esconde dos outros.

D – *A AN é isso mesmo: esconder-se dos outros, esconder o corpo, esconder os sentimentos.*

P – Lembro-me dela ainda criança quando havia festas de aniversário e meninos e meninas eram convidados. Pouco a pouco

foi eliminando os meninos, com desculpas diferentes. E nos últimos anos teve sempre muito medo de se mostrar!
M – Quando íamos a uma loja e ela experimentava roupas, se por acaso uma funcionária ou outra pessoa espreitava dentro do provador, a Carla já não voltava a essa loja!
P – Talvez ela esteja um pouquinho melhor. Sai do banheiro enrolada na toalha – coisa de que não era capaz – e já consegue ficar na sala de pijama.
M – A Carla é muito envergonhada. Nos intervalos vai muitas vezes para casa porque não consegue ir ao banheiro na escola.
D – *(para C) – Qual é o seu receio?*
C – Não sei, acho que é por causa da higiene.
D – *Talvez você tenha medo de que a vejam ou de alguma conversa com as suas amigas. Francisco, o que acontece nos banheiros da escola?*
F – Acontece de tudo: fofocas, confidências, tem até droga... mas a Carla com certeza não sabe disso.
D – *Talvez nos banheiros se digam coisas que não são ditas em outro lugar e possam inquietar a Carla. Na escola ocorrem situações importantes além do estudo...*
C – Talvez, tenho essa impressão.
M – Continuo sem ter apoio, sinto-me sozinha. E muitas vezes controlada: é sempre preciso fazer alguma coisa para eles.
P – Você é que quer sempre controlar os outros. Eu nem posso sair para beber um copo com um amigo. Porque as minhas saídas nada têm a ver com sexo ou com amantes. A minha mulher talvez me confunda com o pai dela, que levava uma vida paralela fora de casa. Mas a minha mulher mistura as coisas. Mesmo com os filhos ela tem problemas, porque é do estilo "quero, posso e mando".
M – Bem sei o que tem sido a minha vida.
D – *Neste momento o essencial é unirem esforços para ajudar a Carla. Esse é o nosso objetivo principal.*

Oitava sessão (24/11/92)

P – O ambiente do fim de semana foi ruim. Quando cheguei em casa na sexta-feira, a minha mulher estava diferente.

C *(de lágrimas nos olhos)* – Já vai começar...

M – As coisas não estão bem entre mim e o meu marido. Lá no bairro dizem que ele anda de cabeça virada, e eu não suporto isso. Com certeza vamos nos separar.

D – *Talvez seja melhor falarmos sobre o relacionamento de vocês sem os filhos estarem presentes. Francisco e Carla, importam-se de sair por uns momentos?*

(M e P ficam então separados pelo espaço correspondente às cadeiras dos filhos.)

D – *Querem juntar-se mais ou preferem ficar assim separados?*

M – Estamos bem assim.

P – Certamente esta separação é igual à que acontece lá em casa.

M – Eu já não posso ouvir mais coisas. Quando vou à oficina, dizem que o meu marido saiu com uma loira. E depois, na família dele, não gostam de mim nem da minha família. Dizem que as mulheres da minha região têm muito má fama. E, além do mais, o meu marido tem-se afastado de mim. Durante a gravidez da Carla, nunca pôs a mão na minha barriga para sentir o bebê!

P – Tantas coisas! Na marcenaria é um ambiente de homens, é natural que haja dessas brincadeiras. A minha mulher dá demasiada importância ao que as pessoas dizem.

D – *Será que essa distância existe aqui e em casa? A Carla estando doente aproxima os pais, agora que ela melhora os problemas agravam-se!*

P – Não sei se há relação. Agora a verdade é que a minha mulher sempre pensou nessas coisas. Deve ser influência do pai. O meu sogro sempre teve mulheres fora do casamento, até se diz que violentou mocinhas.

M – E o seu irmão, que quando estava lá em casa ia tomar banho e deixava sempre a porta aberta! Eu tinha de ir para a varanda! E ficava preocupada com os meus filhos, pensava nessas histórias de assédio sexual...
P – Você está imaginando coisas! Que absurdo!
D – *Reparem o tempo e a energia que gastam um acusando a família do outro. Não será possível fincarem uma bandeira branca, na fase da doença em que a Carla está?*
M – Bandeira branca lá em casa só se eu deixar de existir.

Nona sessão (3/12/92)
C – O fim de semana foi bom. Na segunda-feira fui à escola e gostei de ver as minhas colegas. Foi tão bom que me custou muito voltar ao hospital.
M – Agora parece que a Carla quer comer demais. Nos intervalos das refeições ela me pede comida, eu é que não a deixo comer mais do que o combinado. Não sei se faço bem.
D – *Vejo que a Carla tem sido corajosa e continua lutando para ficar boa. Mas neste momento é importante que não coma em demasia, porque a AN pode evoluir para bulimia, ou seja, ela pode passar a comer muito, depressa e sem controle. Todos devem ajudá-la a ultrapassar essa fase. Prefiro que o peso dela aumente gradativamente. A propósito, o Natal está chegando, é uma época em que em geral se come muito. Como costuma ser na casa de vocês? Onde vão passar o Natal?*
P – Estamos pensando em ir à minha cidade.
M – Não sei se haverá inconveniente para a Carla, uma viagem tão longa... E a mim também não me agrada ir...
D – *É melhor então falar só por você! Quanto à Carla, se pararem pelo caminho de modo a fazerem as refeições fracionadas, acho que neste momento não há inconveniente. Agora penso que é preciso combinarem as coisas entre todos, com certa antecedência.*

M – Com o meu marido é difícil, muda tudo à última hora.
F – A minha mãe está sempre arranjando coisinhas. A verdade é que não lhe agrada ir.
P – Gostaria de ter uma consulta só com a minha mulher. Há assuntos que tenho dificuldade de expor na frente dos filhos.
D – *Acho que na próxima sessão ainda vamos conversar todos juntos, mas depois será possível, pelo menos durante parte do tempo, falarem só os dois.*

Décima sessão (29/12/92 – a primeira consulta após a alta hospitalar da Carla)
D – *O que mudou, agora que a Carla está de novo em casa?*
P – Os problemas de alimentação estão indo bem. A Carla fazia muita falta. Quanto às outras coisas, está tudo mais ou menos na mesma. A minha filha continua muito agarrada à mãe.
M – Ela é muito exigente. Tenho de estar sempre disponível.
C – Não tenho culpa de que você não seja pontual e não cumpra o que promete.
M – Já sei que sou a culpada de tudo. Por mim, já desisti de lutar.
D – *É muito importante que não desista. Sei bem como tem se sacrificado por toda a família. Os seus filhos estão numa época da vida em que exigem muito e mais tarde vão reconhecer tudo o que lhes deu. Quem pode ajudar a mãe a continuar lutando? Como será possível lutarem em conjunto para resolver os problemas?*
F – De minha parte, dedico todos os domingos à família. Isso não é pouco.
D – *E a Carla? Será que, se se tornar mais independente, a mãe não poderá descansar um pouco mais?*
C – Mas eu pretendo ser independente! A minha mãe é que não quer se separar de mim! Ainda no domingo passado fui visitar uma amiga.

F – Não precisamos ficar sempre juntos. Olhem, eu já tenho programa para o fim de ano.
M – Então podemos sair os três.
C – Eu queria ir com o Francisco, mas ele não deixa. Não entendo, vão para uma casa perto de Sintra e no grupo há uma moça que tem só um ano a mais que eu. Posso perfeitamente ir!
F – Não se trata de uma questão de idade, é de maturidade. E o grupo já se conhece há muito tempo...
M – Mas não será possível ela ir? Afinal vai com você...
P – Não sei, quem sabe... assim ela começa a se integrar num grupo. Que acham os doutores?
D – *Talvez o Francisco esteja raciocinando bem. Ele é mais velho, tem amigos diferentes, a Carla pode pouco a pouco organizar o próprio grupo. Por que razão os pais sempre protegem a Carla?*
P – Pois é...

A décima primeira sessão se deu em 26 de janeiro de 1993 e se iniciou só com os pais.
P – A minha mulher às vezes se descontrola completamente. Ainda agora, por exemplo, quando decidiu cortar o cabelo. Primeiro, ela o achava comprido e feio; agora está curto e também acha péssimo. Infelizmente é assim em relação a tudo.
M – É verdade que muitas vezes me sinto mal com as coisas. Há poucos dias era meu aniversário e na véspera tentamos combinar como iríamos festejar a data. Em certo momento preferi desistir de tudo... Na verdade o que eu queria é que eles fossem sozinhos!
P – Ninguém entendeu essa sua atitude. Dessa vez, todos queríamos festejar!
M – Acho que agora sim, com certeza estraguei mesmo tudo. Mas me lembrei de outras vezes em que não foi assim. Numa ocasião o meu aniversário caiu em um domingo e fui almoçar

fora com a Carla e o Francisco porque o meu marido tinha dito que precisava dormir!

D – *O que será possível planejarem em conjunto? Há alguma coisa que ambos gostem de fazer?*

P – A minha mulher gosta de dançar, eu não...

M – Já não penso em ir dançar... mas poderíamos ir a um bar com música!

D – *O Francisco já é bastante independente, a Carla, se melhorar como demonstrou que pode até aqui, também vai ficar mais livre, como vai ser a vida de vocês? Agora que o pai fica mais em casa, será que a vida pode mudar um pouco?*

M – Era bom que ele arranjasse uma forma de não se desequilibrar tanto! Aparece um problema, desata logo a gritar, depois fica tudo normal mas sempre sobra uma mágoa...

D – *A senhora quer ser mais valorizada, quer que alguém reconheça como tem se sacrificado por todos...*

P – Mas lá em casa ninguém faz nada sem lhe dizer!

M – Ainda agora, no meu aniversário, ninguém perguntou o que eu queria fazer!

No fim da sessão, com a presença da Carla:

C – Tudo está melhor; os meus pais é que discutem mais. Eu fico triste, mas não tomo partido por nenhum deles porque não sei a razão por que se zangam.

D – *Durante muito tempo a sua vida esteve centrada na família. Você era a confidente da mãe, cuidava dos pais. Você conseguirá agora centrar a vida um pouco mais em si própria?*

C – Mas isso agora está acontecendo! A minha mãe que diga, estou me aceitando melhor e ligo mais para os outros.

M – Reparo que agora ela se compara com outras moças. Quando saímos, pergunta muitas vezes "eu sou como aquela ali?" ou diz "eu não queria ser assim!".

C – É que eu gostaria de ser mais magra que o normal. Tenho 45 quilos e acho que estou muito bem, não preciso engordar mais!
D – *Você ainda se preocupa em demasia com a alimentação e com o peso. É bom que tente compreender também o seu interior; como você se sente em relação a si própria e aos outros.*
M – Há algumas mudanças. No fim de semana foi ao cinema com umas amigas do prédio.
D – *A Carla ainda não decidiu se abandona o papel de tomar conta dos pais e vai viver a própria vida. Com certeza os pais também têm de pensar nisso...*

No início da décima segunda sessão (2/3/93), os pais, sozinhos na sala com a equipe terapêutica, não parecem à vontade.
P – O importante é a doença da Carla. Nós não estamos tão mal assim...
D – *Este espaço, antes da entrada dos filhos, é para o casal. Além do mais, a doença da Carla certamente se agrava com a preocupação pelos pais e pelo restante da família.*
P – Ah, isso é verdade. Ela vibra muito com os nossos problemas.
M – Eu não sei o que fazer para evitar isso...
D – *Tem sido difícil o diálogo entre vocês dois?*
M – Muito difícil. É uma espécie de círculo vicioso... Eu queria que, quando eu dissesse uma coisa, o meu marido não achasse logo que é uma estupidez. Em relação à Carla, não tenho me sentido muito apoiada. Ele sempre tem coisas mais importantes para fazer!
P – Você está sempre lembrando o passado, falando de coisas que aconteceram há mais de vinte anos! E quer que toda a família faça o que você pensa... Ora, eu acho importante que em casa cada um tenha o seu espaço para fazer aquilo que quer sem magoar o outro.

M – Você fica pouco tempo em casa para saber como são as coisas...

D – *Talvez seja importante vocês terem um projeto acerca do que podem fazer. Assim cada um fica à espera de que o outro fale!*

M – Como existem dois sócios, não entendo por que razão é o meu marido quem tem de fazer o trabalho todo na marcenaria! Eu não agüento mais... O pior é que a Carla não iria suportar uma separação!

D – *A decisão de se separarem é uma decisão dos dois! E a Carla não pode sempre organizando a vida em função dos pais!*

P – A minha mulher tem medo de se entregar, fecha-se muito em si mesma.

D – *Antes de a Carla entrar, insisto em como é importante conversarem sobre a vida de vocês sem a presença dos filhos. Aqui hoje já foi possível, apesar de algumas dificuldades.*

Carla entra na sessão revelando uma certa preocupação.

C – Sinto-me melhor, já sei mais ou menos o que devo comer. Mas acho os meus pais... Melhores dias... Espero que sim...

D – *Conversamos com os seus pais, talvez seja importante para você ficar um pouco sozinha, hoje que o Francisco faltou e os seus pais tiveram necessidade de falar.*

Décima terceira sessão (30/3/93)

De início, só com os pais da Carla:

P – Lá em casa temos dificuldade em combinar qualquer coisa. Sempre que eu falo sobre um plano, a minha mulher diz que ele não vai se concretizar.

M – Toda a vida foi assim! Como poderia ser diferente! Ainda não houve um ano em que você marcasse as férias e pudéssemos cumprir o plano! Surge sempre algum trabalho e temos de adiar tudo.

P – É como se eu tivesse de pagar pelos erros do passado...

D – *Uma espécie de penitência?*
P – Sim, mas também me parece que a minha mulher está querendo renovar a pena atualmente...
D – *Uma espécie de pagamento de dívidas de emoções passadas?*
P – Isso mesmo.
D – *Vamos ter de continuar trabalhando na relação de vocês...*

Entrada dos filhos
F – A minha irmã está melhor, mas continua muito mimada.
M – Não recebe mais mimo do que tinha antes.
F – Ah, você não vê com os canais de televisão? Acaba-se sempre assistindo ao que ela quer, senão a menina se aborrece. E depois não entendo por que razão ela continua estudando na sala, não deixando ninguém à vontade!
C – Não gosto da mobília do meu quarto. E não me deixam à vontade, entram a toda hora sem bater na porta.
Membro da equipe – Como ficam as portas em casa, abertas ou fechadas? Com certeza é importante ver isso...
F – Sou o único que sempre fecha a porta do quarto... A minha irmã muitas vezes não fecha.
D – *Uma das coisas fundamentais do amadurecimento é ser capaz de ficar sozinho, algo a que a Carla ainda não se mostra apta.*
C – Olhem, na escola estou bastante sozinha. No outro dia, as minhas colegas fizeram um trabalho de grupo e não me disseram nada.
D – *Como tenho dito, a escola não é só um lugar para tirar boas notas. Também é importante fazer amigos.*
C – Mas os intervalos são chatos... Todos comem bolo e eu tenho de ir buscar um copo de leite e uma maçã!
D – *Por que você não leva o leite de casa? Assim pode ficar perto dos seus amigos.*

Décima quarta sessão (20/4/93)

D (*para os pais*) – *Vocês têm conseguido conversar um pouco mais um com o outro? Conseguiram sair juntos alguma vez?*

M – O meu marido pouco fica em casa. E me desagrada sair à noite e...

D – *Com certeza o Francisco sai e vocês têm medo de deixar a Carla sozinha!*

M – É verdade.

D – *Proponho que saiam à noite uma vez até a próxima sessão, sem dizer aos filhos aonde vão. Depois conversaremos.*

Entrada dos filhos

C – Continuo com medo de comer demais. O meu pai chega muito tarde, e eu tenho de jantar antes senão fico com muita fome e como em excesso.

D – *Não será possível combinarem uma hora em que possam jantar juntos?*

P – Com a Carla é muito difícil. Se por acaso, no domingo, vamos sair todos, a minha filha alega sempre a questão da comida para voltar mais cedo para casa. Diz que precisa fazer as refeições nas horas estipuladas... E, quando os horários programados não são cumpridos, fica muito aborrecida.

F – É por isso que ela anda sempre atrás da minha mãe. Nos feriados da Páscoa as duas ficaram o tempo todo juntas...

D – *A Carla protege a mãe, fazendo-lhe companhia. A mãe protege a Carla dos perigos de sair e ser independente.*

M – Talvez.

D – *Francisco, você acha que as moças com a idade da sua irmã andam assim tanto com a mãe?*

F – Realmente não é comum.

P – Não se esqueça de que a Carla neste ano perdeu quase todo

o primeiro semestre e por isso teve dificuldades em se integrar.
Membro da equipe – A Carla e a mãe protegem-se uma à outra da solidão.
F – Saem sempre juntas, mesmo para ir à aula particular a minha mãe vai com ela. Ora, é tão perto de casa...
M – Mas é num local meio isolado!
F – Então a Carla pode ir de ônibus!
D – *A Carla vai marcando o ritmo de vida da mãe e em parte de toda a família, começando pelas refeições.*
C – Com os horários certos não sinto fome e posso sempre ter certeza de que não como a mais.
D – *Mas você nunca deixa espaço para a aventura do imprevisto. É sempre tudo controlado e conhecido previamente.*
M *(para o F)* – Olhe para esse casaco, todo puído...
F *(bruscamente)* – Me deixe em paz! O casaco é meu! Eu gosto assim!
D – *Nessa família é tão difícil distinguir o que é de um e o que é de todos! É como se não houvesse possibilidade de cada um ter o seu espaço...*
C – A minha mãe é que está sempre em cima de mim!
Membro da equipe – É como se fossem irmãs gêmeas, sempre juntas e sempre discutindo.

Devido à falta de sala, a décima quinta sessão (13/5/93) foi muito breve. Falou-se um pouco acerca do problema da alimentação nos intervalos da escola. Carla não tinha aceitado a sugestão de levar o leite de casa, continuando a ir sozinha ao café no intervalo. Está um pouco preocupada com o rendimento escolar, até porque a responsável pela turma a aconselhou a repetir o ano, para poder tirar notas melhores. A equipe terapêutica não concordou com esse ponto de vista, tendo valorizado o empenho da Carla para recuperar-se, já que no primeiro semestre estivera bastante tempo internada no hospital. Ressaltou-se também como positivo o esforço feito por ela para se integrar com os colegas, conquista que a repetição do ano tornaria um pouco inútil.

O Francisco falta à décima sexta sessão (15/6/93). Os pais parecem preocupados.
P – Preciso ter uma conversa séria com ele. Não vem demonstrando interesse em estudar. Começou a fumar e falta muito às aulas.
M – Também o acho diferente.
D – *Seria importante que o Francisco viesse na próxima sessão. Não devemos falar sem ele estar presente. E quanto a vocês?*
M *(olhando para C)* – Vamos mal. A mãe é estúpida, é burra, ela só precisa de mim para saber as quantidades de comida.
D – *Que você tem a dizer, Carla?*
C *(com lágrimas nos olhos)* – Detesto a minha mãe, por isso não quero falar com ela.
D – *Você diz que detesta a sua mãe, mas está sempre chamando por ela!*
C – É, não posso arranjar outra mãe. É obrigação dela saber as quantidades que devo comer. Ela é que tem de preparar as refeições e cortar as porções de pão e queijo do lanche, por exemplo.
D *(para a mãe)* – *Que faz a mãe quando a Carla lhe exige cortar o pão e o queijo?*
M – Eu corto, senão ela não come. Se eu não puser os flocos, ela não come.
D – *Qual é o problema? A Carla está sob vigilância médica da doutora Dione e de toda a equipe. Se não comer, fica doente e é internada.*
C *(chorando)* – Então fico já.
D – *Que acha o pai?*
P – A dificuldade maior é com os horários. Se a Carla diz que é às 3 horas, tem de ser mesmo às 3 horas. Há também o proble-

ma do "gosta, não gosta", queixa-se de que é sempre arroz ou sempre massa, mas quando aparece alguma coisa nova diz logo "nunca provei isto".

D – *Neste momento a Carla pode comer de tudo e é importante que coma com a família.*

C – Não sei o tamanho do pão...

D – *Não sabe definir o que é seu e o que é dos outros. Esse trabalho tem sido confiado à sua mãe, mas já chegou o momento de realizá-lo sozinha. E quanto à escola?*

C – Tenho uma prova de matemática na próxima semana. Se me sair bem, serei aprovada.

A equipe valorizou o esforço da Carla para ultrapassar as dificuldades no estudo. A sessão termina com a definição de algumas tarefas para a jovem: tomar o café-da-manhã e o lanche sozinha, sem ajuda da mãe, servir-se sozinha nas refeições principais, podendo a mãe chamar a atenção sobre a quantidade de comida.

Décima sétima sessão (29/6/93)

D – *Francisco, que bom que você veio! Que acontece com você?*

F – Estou farto de estudar, há catorze anos que estudo! Não me agrada!

D – *E o que lhe tem agradado?*

F – Fazer outras coisas...

P – Como sempre foi bom aluno, neste ano tolera-se, desde que ele não perca o objetivo de concluir o curso.

M – A mudança me surpreende, mas ele já tinha me avisado.

D – *Talvez o Francisco esteja sentindo dificuldades em casa...*

F – Todos os dias há gritaria lá em casa, sobre a comida e outras coisas. A minha mãe e a minha irmã passam a vida a discutir. Ainda ontem houve briga por causa do tempero da salada de atum. A Carla ficou brava e foi chorando para o quarto.

P – Eu depois fui lá. Pedi-lhe para dar um abraço na mãe e ficou tudo bem. Mas ela continua muito exigente. Quando no fim de semana pensamos em ir a algum lugar, a Carla continua querendo saber que hora saímos e que hora voltamos. Nós vamos cedendo...
D – *A Carla não pode mandar em casa. Ajudá-la não é dizer-lhe sempre que sim.*
[...]
D – *E quanto às férias?*
P – Estamos pensando em ir até Madri.
F – Não me agrada muito, prefiro ficar sozinho em casa.
C – Se o Francisco não for, não tem graça nenhuma! Eu gostaria de ir ao Museu do Prado e ficar por lá muito tempo.
D *(notando o ar um pouco aborrecido do pai) – Estão todos interessados no museu?*
C – Podem me deixar lá, ir dar uma volta e depois vão me buscar.
Membro da equipe – Noto que agora você planeja coisas que lhe são importantes, sem precisar da companhia permanente da mãe.

Décima oitava sessão (20/7/93)
P – Sinto que as coisas estão muito bem. Agora, de fato, tudo está melhor.
M – Acho que sim. Conseguimos falar mais e tem havido menos brigas. A Carla passou de ano e tem-se encontrado com algumas amigas.
Membro da equipe – Mas o problema ainda não está resolvido: a Carla precisa ganhar mais peso e a menstruação não voltou.
C – Eu quero engordar mais um pouco.
P – E não é só a questão da comida, a Carla desvaloriza-se muito, qualquer coisa a preocupa e magoa demais. Decidimos ir a Sevilha, e não a Madri: a Carla parece estar mais interessada em Sevilha.

C – Vê como vocês são? Em casa você tinha dito que todos queriam ir a Sevilha.
Membro da equipe – Em breve você poderá organizar as suas férias sozinha, pelo menos durante um tempo.
M – No ano que vem talvez ela já esteja mais bem preparada.
[...]

Décima nona sessão (28/9/93)
M – As coisas não vão mal, mas tem havido uns altos e baixos.
D – *Quais são os altos e os baixos?*
P – Os altos acontecem quando conseguimos conversar, os baixos quando a mãe e a filha começam a discutir!
M – Parece que eu não me saio bem com ninguém.
C – Você faz tudo errado.
M – Sou sempre eu. Ainda ontem foi uma confusão. O Francisco precisava de umas coisas do banheiro enquanto a Carla estava tomando banho, foi lá pedi-las e ela não lhe deu. Eu tive de ir até lá!
D – *Não teria sido possível que eles resolvessem o assunto?*
C – Se eu estava no banheiro, tinha o direito de não ser interrompida. O Francisco que tivesse tirado antes o que precisava...
D – *É pena ele não ter vindo dar a sua versão.*
C *(para a mãe)* – Você já não se lembra do que disse? É sempre assim: quando eu não faço o que você quer, logo diz “mas eu faço tudo para a menina”...
D – *Insisto: não teria sido possível os dois irmãos resolverem a questão?*
C – O problema é que a minha mãe só queria atender o Francisco, ela não se interessa por mim.
D – *Por que razão você se desvaloriza agora? Assim continua pequenina, com a mãe a cortar-lhe o pão e o queijo e a protegê-la das discussões com o Francisco.*

M – Na questão da comida há uma grande melhora. Ela prepara o seu café-da-manhã e o seu lanche e, à noite, jantamos todos sem problemas. Às vezes fica um pouquinho preocupada com a quantidade, mas tudo bem. Com o meu marido, as coisas também não estão mal. Comigo é que a Carla entra muito em choque. Ainda outro dia, na consulta da doutora Dione... resolvi contar a ela que a Carla tinha tido uma tontura ao se abaixar.
C – Não foi nada assim! Eu me abaixei para apanhar alguma coisa e me levantei muito depressa, tive uma pequena tontura, mas lhe disse que não era nada importante, que não era preciso contar à doutora Dione. Você resolveu entrar para a consulta e contar mesmo assim... Nem sabe a figura ridícula que fez contando aquilo tão depressa...
D – *A Carla luta para definir o seu espaço. A consulta individual só diz respeito a ela. É aqui na terapia familiar que todos podem falar.*

Da vigésima sessão, realizada em outubro de 1993, não há registros. Escrevo estas páginas após a vigésima primeira sessão, em fins de novembro. A mãe estava um pouco deprimida, pois a sua mãe (avó da Carla) falecera fazia poucos dias e o pai fora internado num asilo. A família reagiu de forma adequada à situação, mostrando-se capaz de verbalizar a tristeza. Discutimos a possibilidade de o avô materno, abatido fisicamente, vir passar com a família a noite de Natal.

Quanto à Carla, a sua evolução é positiva. No início de dezembro o seu peso era de 46 quilos, o que para uma altura de 1,58 metro corresponde a um índice de massa corporal de 18,4. Embora ainda seja um valor baixo, não implica problemas de saúde imediatos e permite que se continuem a psicoterapia individual e a terapia familiar. A menstruação ainda está ausente, mas é de esperar que, com o aumento de peso e a remoção de mais algumas dificuldades psicológicas, o problema possa ser resolvido nos próximos meses. (É bastante freqüente a amenorréia ser um parâmetro mais difícil de voltar ao normal.)

A que conclusões podemos chegar com base na história da Carla? Os resumos das sessões familiares, mesmo não levando em conta a evolução da psicoterapia individual (a cargo de outro terapeuta), permitem tirar algumas conclusões.

A AN é uma doença grave, nem sempre diagnosticada precocemente. No caso da Carla, diversos fatores são seguramente importantes para a compreensão e o tratamento da adolescente. Os pais parecem muito dependentes das famílias de origem, tendo tido dificuldades em sintetizar, na nova família, as mensagens que receberam dos seus sistemas familiares. A mãe está sempre à margem de uma profunda depressão – há freqüentemente hereditariedade depressiva nessas famílias –, culpabilizando-se o tempo todo, vivendo na saudade da terra natal perto do mar e no desejo de retornar à casa da família, junto dos pais. O pai também não se diferenciou da família de origem, não conseguindo valorizar a sua terra, a sua gente e a sua profissão junto da mulher e dos filhos. O Francisco é o mais saudável de todos, tendo passado a adolescência sem maiores dificuldades, mas ressentindo-se recentemente com toda a ansiedade familiar. A Carla é o elo mais fraco da cadeia. Superprotegida desde sempre, provavelmente por necessidade materna, não conseguiu tornar-se autônoma no devido tempo. A sua AN é também uma forma de permanecer na gaiola dourada de que fala Hilde Bruch*, podendo protestar e deixar tudo na mesma. Com a evolução das terapias, foi possível a Carla tornar-se pouco a pouco mais indepen-

* Investigadora pioneira no campo da anorexia nervosa (N.E.).

dente da mãe (mesmo passando por um necessário período de agressividade) e começar a interagir com os jovens de seu meio. A sexualidade é sentida como uma ameaça (porque se trata afinal de um fator de emancipação), não sendo possível à mãe servir-lhe de suporte ou esclarecimento, já que ela própria vive um momento difícil no relacionamento conjugal.

A infância dos pacientes com AN se caracteriza por obediência, bom comportamento escolar e mesmo certo conformismo. Mais tarde recordam que não se sentiram "pessoas" nesse período, até que a adolescência, com a questão central da autonomia, vem precipitar tudo. Só que o quadro anoréxico faz com que a família permaneça sem grande mudança, vivendo o casal numa relação aparentemente sem conflitos, mas em que a intimidade excessiva ameaça a independência de cada um.

A terapia familiar é muito útil no tratamento da AN e absolutamente essencial em anoréxicas de menos de 18 anos, como os trabalhos de grupo de Russell tão elegantemente têm demonstrado[4]. No caso da Carla, a gravidade da situação exigiu o internamento hospitalar, com apoio médico, a psicoterapia individual e a terapia familiar. Considero errado continuar um tratamento individual quando o peso está muito baixo e a desnutrição ameaça a vida. Na terapia que descrevi, podemos distinguir quatro fases:

1- Durante o internamento trabalhamos sobretudo a questão da comida e da recuperação biológica, identificando as interações que, se mantidas, perpetuariam o sintoma anoréxico;
2- Já em ambulatório procuramos reestruturar a família por meio de uma mais clara definição dos seus limites intra e extrafamiliares, com destaque para a necessidade de espaço individual para a adolescente;
3- Em seguida foi possível discutir alguns aspectos da disfunção

conjugal, até aí ocultada pela doença anoréxica, sem nunca perder de vista que o que nos era essencialmente pedido era o tratamento da Carla;
4- No momento em que escrevo procuramos incentivar o processo de autonomia da adolescente, ao mesmo tempo em que a psicoterapia individual permite uma abordagem mais aprofundada dos conflitos.

A terapia vai prosseguir durante bastante tempo. Para já, conseguimos que a vida da Carla se aproximasse da normalidade e a família pudesse pelo menos confrontar os diferentes pontos de vista, processo essencial para poder mudar de fato.

Em lugar dos sinais de morte que levaram ao internamento hospitalar, sinto agora que os sinais de vida são cada vez mais fortes.

8

PARE, ESCUTE E OLHE
Algumas reflexões sobre a escola e a aprendizagem

*Eulália Barros**

Meu caro Daniel

Agradeço-lhe o convite que me dirigiu para colaborar com algumas idéias no seu presente livro.

Creio que o seu objetivo é podermos ajudar os pais e os professores a lidar com os filhos e os alunos de uma forma mais compreensiva e humana. Os seus intuitos são nobres e o meu reconhecimento é profundo.

Sabe como prezo a nossa relação de amizade, e esse fato não me permitiria recusar o seu amável convite.

De fato, tenho dedicado toda a minha vida de trabalho às crianças e jovens com dificuldades e a eles devo tudo quanto descobri e aprendi de interessante e valioso sobre a vida interior do ser humano.

Não posso porém deixar de lhe comunicar, com toda a sinceridade, algum embaraço que o seu convite me causou.

Se é certo que a escrita contém potencialidades, não é menos certo que tem alguns perigos também. Tenho refletido ultimamente sobre o

---

* Eulália Barros trabalha com saúde mental infantil e pedagogia terapêutica (N.E.).

que considero o principal perigo e o que mais preocupação me causa: à medida que fazemos dos problemas concretos das pessoas temas de dissertação, transformamos esses problemas reais em assuntos intelectuais. As situações banalizam-se e perdem importância, em favor dos conceitos. Ora, repare o meu amigo como se diz com a mesma naturalidade e intenção: a ecologia, a poluição, a bolsa, a recessão, os direitos da criança, o abuso sexual de crianças, o sucesso, o insucesso etc. Então, todas essas realidades se tornaram tão pouco relevantes perante a importância que ganharam a condição de "conceitos"! Esses mesmos que nos levam constantemente a fazer congressos, simpósios, seminários etc. Parece que a vida está se tornando cada vez mais num processo conceitual.

Imagine o meu querido amigo que ainda ontem me aconteceu assistir a uma cena tão curiosa que não resisto a contar-lhe: encontrei uma velha colega que já não via fazia bastante tempo. Ela ia apressadamente para um curso de formação em Educação Ambiental, mas tinha tão pouco tempo que comia pela rua afora um desses croissants *sintéticos, e enquanto corria ia deixando cair papéis pelo chão. Está o meu amigo vendo como o seu convite me causa embaraço!...*

Mas a razão principal desta carta é pedir-lhe alguns conselhos sobre a orientação a dar à minha colaboração. Preocupa-me muito o que possa dizer aos pais, tão sobrecarregados de trabalho, com tantas despesas a enfrentar e com tão pouco tempo para ficar com os filhos. Não acha o meu amigo que seria mais conveniente fazer uns textos só para professores, que, caramba, também são pais e deveriam compreender melhor essa situação?

O problema é que tenho recebido algumas cartas de professores que se queixam, com toda a justiça, de que os pais atualmente exigem demais da escola. Já basta terem de lhes ensinar os filhos quanto mais educá-los, ainda por cima! Crê o meu distinto amigo que seria melhor, então, fazer uns textos mais dedicados aos pais?

Outro problema ainda merece a minha atenção. Uma senhora, mãe de um jovem aluno da sexta série, queixou-se a mim que as mochilas atualmente não duram nada. Não há dinheiro que chegue! O seu filho carrega às costas 15 quilos de livros e, só neste ano, já estragou uma boa meia dúzia delas. Então não sei bem se não seria preferível fazermos primeiro uns textos dedicados ao Ministério (das reformas) da Educação?

Gostaria que o meu distinto amigo e professor, que certamente compreende essas dificuldades, me desse um conselho, que será precioso para o meu trabalho.

Eu gostaria de ter ficado feliz pela distinção que me fez por seu convite, mas tenho tão pouca capacidade atualmente para ficar contente. Imagine que tinha a intenção de fazer uma tese de mestrado sobre "A Bondade e a Afeição". Pedi alguns pareceres a diversos colegas e instituições de reconhecido valor. Têm-me aconselhado a escolher outra área do conhecimento com mais atualidade. Esse fato também me retira alguma disponibilidade para colaborar com o meu amigo, com muita profundidade.

Também tenho andado um pouco triste com saudade do meu gato. Tive de oferecê-lo a uma amiga. O problema é que por causa da minha formação profissional, contínua, fiquei sem tempo para conviver com ele e poder tratá-lo. A propósito, espero que os seus lindos gatos, mãe e filho, continuem a brincar um com o outro.

Acredite sinceramente que espero a sua carta de resposta, para poder corresponder de forma útil ao seu honroso convite.

Dê um beijo por mim nos seus filhos e na sua esposa.

Creia-me sua amiga, com toda a fidelidade.

Eulália Barros

P. S. – Imagine que encontrei ontem uma frase de Sebastião da Gama que diz assim:

"E ainda se persiste no erro de que a grande desgraça é não saber ler.

Qual coisa. A grande desgraça é não saber que os pássaros têm frio".

Veja bem os disparates que os poetas dizem!...

Uma história...

Na sala de espera daquele "serviço" que é assim uma espécie de escola, sendo diferente; de centro de saúde que tem mais; de casa de família como todos sentem, estão dois meninos. Um observado por uma mulher com jeito de babá, daquelas que fazem questão de dizer o "menor" quando se referem a uma criança, e outro acompanhado por uma senhora de certa idade, com o semblante sossegado de quem tem tempo para entretecer. Talvez fosse a avó.

As crianças brincam por ali, com ar meio descontraído, meio inquiridor. O Alberto, em pé, com um dedo no canto da boca. O Carlos, joelhos no chão com as pernas dobradas, encena uma história de carrinhos, com colisões e tudo. Eles acabaram de se conhecer. Atraem-se calculadamente. Imaginam provavelmente que se encontram ali, naquele ambiente diferente, por alguma razão comum mas que não entendem. Andarão pelos 5 anos.

Alberto, o mais afoito e muito inquieto, fala com excitação de tudo que lhe acontece na escola. Conta travessuras, algazarras, coisas de arrepiar os cabelos. O outro garoto, do chão, dirige-lhe um olhar espantado como o de quem estivesse ouvindo um marciano. Não diz nada. Volta a baixar os olhos e prossegue com o seu jogo de carrinhos. Alberto, diante de tal desinteresse, faz nova investida.

Fala sem parar, com tal velocidade que as palavras o deixam ofegante. E, aos pulinhos, conta outro "feito" desafiador, terrível, de meter medo em todo mundo. Pára... Recua... Espera... na expectativa de uma reação do Carlos, que este diga qualquer coisa! Que diabo, sempre eram aventuras incríveis! Ou pelo menos que ele lhe conte também algum episódio da sua escola, um que seja.

A babá impacienta-se. A avó tranqüila se enternece.

Dou por mim entre portas, a observar a cena, divertida. E o Carlos, nada. Com um carrinho na mão, olha-o apenas, indiferente. Por um momento, o Alberto parece desistir de recolher alguma admiração para as suas histórias "loucas e heróicas". Volta as costas e aproxima-se da babá, que, desesperada, olha para o relógio. Não se aquieta por muito tempo. Rapidamente faz uma nova investida e... dispara:

– Ei, você não vai à escola?

Carlos, com o mesmo ar lento, acena e diz:

– Não!

É então que o Alberto, muito perplexo, o agarra pela camiseta e pergunta de cara:

– Você veio com a empregada ou com a avó?

Carlos, sem palavras e num movimento decidido, achega-se à avó. Cola-se ao corpo dela e deixa cair a cabeça no seu colo. Ficam frente a frente, em silêncio...

Diante disso, o Alberto, num gesto inconfundível de revolta, desfecha um monumental pontapé contra as pernas de uma cadeira vazia e diz para a babá:

– Quero ir embora.

Fim de cena.

À tarde, quando solitariamente eu passeava pelo trajeto que separa a Junqueira de Alcântara, essas imagens não me saíam da cabeça. Por que teria o Alberto reagido assim? Teria ele sentido qualquer coisa semelhante ao que eu estava agora pensando?

Para dizer a verdade, despacham-se hoje as crianças para atividades de tipo escolar com o intuito de camuflar muito abandono. Parece haver quase só um tempo na vida das crianças: o tempo de ir à escola. Quase não há tempo para pensar, tempo para sentir. As "outras atividades" – a música, a ginástica, o balé, o inglês etc. –, todas elas aparecem com o mesmo cunho de escolaridade, o mesmo caráter competitivo, seletivo. Todo o tempo fica assim escolarizado. Não se constata que, a despeito dessas atividades, os jovens tenham se tornado mais amantes das artes. Não será mesmo essa atitude uma forma disfarçada de esconder o nosso medo pelo abandono a que muitas crianças estão relegadas?

Teria o Alberto a sensação de que, se houvesse algum familiar com quem pudesse ficar, não precisaria ir à escola e fazer aquelas manhas todas, para lhe dedicarem mais atenção, como parecia acontecer com o Carlos? Seriam as suas cenas a expressão dessa revolta?

Tão entretida ia nos meus pensamentos que quase não reparei que o ônibus se aproximava velozmente do ponto. Corri e consegui tomá-lo. Mas por um momento ainda pensei: "Amanhã, que raio de diagnóstico clínico o médico irá inventar para pôr na ficha do Alberto?"

Os meninos e a fruta padronizada

Gosto muito de analogias. É uma forma interessante de ajudar o pensamento a fluir de maneira mais divertida.

Então me pus a pensar assim e reparei que o problema dos meninos que "dão problemas" é como o problema da fruta padronizada.

Descobri que há algumas coisas semelhantes entre a forma como os meninos crescem atualmente e o modo como se trata a fruta. Eu me explico.

A fruta nasce muito bem agarradinha à árvore. Quase sempre ela se abriga em um cantinho cômodo do tronco, sob a proteção de uma folha forte e larga, para se defender de todos os perigos que possam advir.

Antigamente, a fruta permanecia lá pelo menos o tempo de duas estações, para crescer e amadurecer bem. Havia uma grande espera antes que alguém pudesse saboreá-la.

Agora, mal a fruta cresce um pouco, vêm os produtores e a arrancam à força. Os pêssegos, por exemplo, são encaixotados todos em fila, uns contra os outros, e seguem para o armazém, que é uma câmara frigorífica.

Só que as frutas ainda estão verdes.

Depois as donas-de-casa vão às compras. Olham para os pêssegos, dizem que estão com ótima aparência. Compram. Passados dois ou três dias, eles estão "machucados". Levaram só uns toques e estragaram-se. Quer dizer, não tinham amadurecido o suficiente para sair da árvore-mãe tão cedo e se darem bem.

E assim ficamos todos reclamando que a fruta, além de não ter gosto, não resiste. Estraga-se num instante!

Frenesi da economia?!...

Com os meninos, quer dizer conosco, não é muito diferente. Se não, vejamos.

Os meninos nascem e pouco tempo depois vão para a creche e para o jardim-de-infância, que são como uma espécie de armazém, onde ficam às dúzias, para crescer e amadurecer à força, e onde uma educadora, quando não uma auxiliar, se esfalfa por fazer tudo. E faz certamente muita coisa – exceto o mais importante: conhecer e amar cada menino porque não se pode amar às dúzias.

Assim, os meninos ficam perdidos, em salas em geral barulhentas e apertadas, às vezes em fila, uns contra os outros, para entrar, para sair ou comer iogurtes, que sempre têm mais proteínas que a açorda de alho e ovo do meu tempo. Por ali ficam à toa num "como se fosse escola" que não deve ser, num "como se fosse lar" que também não é.

Com freqüência, eles ocupam o tempo treinando "atividades escolares", para crescer e amadurecer à força, para estimular a inteligência e irem mais bem preparados para a escola, como se imagina erradamente.

Depois... bem, depois vão para a escola. Alguns não sabem quantos anos têm nem qual o dia do aniversário. Se estamos no verão ou no inverno. Nem tampouco onde moram, o que fazem os pais etc. – "falhas de identidade", dizem os educadores.

No entanto, eles estão bonitos, com o visual bem cuidado. Têm bom aspecto. Estão padronizados como as frutas.

Pode-se vê-los no verão a caminho da praia, as peruas cheias deles, todos com chapéu igual.

Só que, como as frutas, não amadureceram naturalmente.

Daí para a frente, sofrem uns toques da vida e alguns não resistem. Estragam-se. Isto é, adoecem. Tal como na fruta, o bichinho começa a minar na semente, quer dizer, na alma. Adoecem da alma para o corpo. De dentro para fora.

Outros, mais fortes por si próprios, reagem e estrebucham, ou, melhor dizendo, "portam-se mal". Diz-se então que têm problemas de comportamento!... Imaturidade estrutural etc., quando não se afirma coisa pior.

Será que o frenesi da economia tem alguma coisa a ver com isso também?...

Pois é, as coisas mudam. Já nada é como antes, dizem.

Cá para mim, não é bem assim, pelo menos da forma como se pensa. E do crescer e amadurecer, ou, como dizem os especialistas, do processo de separação/individuação, há muito a dizer.

E, no entanto, todos nós de modo geral, ainda hoje, quando vemos passar um jovem, bem crescido, continuamos a dizer:

– Que belo pêssego!

Do sentir ao pensar, um caminho delicado

São muitas as teorias que se têm formulado acerca da natureza e do desenvolvimento afetivo e intelectual do ser humano.

Umas põem o foco em perspectivas preferencialmente cognitivas ou comportamentais, outras nos aspectos psicodinâmicos da personalidade e outras ainda, mais recentemente, no ponto de vista sistêmico. Umas contradizem-se, outras completam-se, segundo determinadas correntes doutrinárias ou "escolas". É comum que os discípulos de tal ou tal "escola" se organizem em grupos, criem as próprias regras e acabem por fechar-se. Constituindo-se numa espécie de "catedral científica", atribuem-se, em relação à ciência, um poder de pronunciamento quase absoluto, à semelhança do Vaticano no domínio da fé. Perdem de vista a noção de perspectiva do pensamento e do conceito de teoria. Distanciam-se uns dos outros, quando não se viram definitivamente de costas uns para os outros, fazendo cada qual da sua doutrina a única verdadeiramente científica.

Por vezes, esquecem questões de princípio fundamentais, como o caráter necessariamente aberto da ciência e a refutabilidade das teorias.

As razões que nos levam a aderir a determinada "escola" em detrimento de outra provavelmente se originam mais de fatores de ordem subjetiva, e não tanto dos de ordem objetiva. Independentemente dos autores que nos façam mais ou menos sentido, parece haver hoje um largo consenso perante a afirmação de que a capacidade de pensar está muito ligada às primeiras experiências emocionais. Estamos também de acordo quando se afirma que não há boa saúde mental sem qualidade maternal.

João dos Santos dizia que a razão (o raciocínio) tem um ponto de partida geneticamente emocional. Ou ainda, de forma mais simples: não há nada que esteja no conhecimento que não tenha passado antes pelos sentidos.

A nossa experiência de quase vinte anos no apoio a crianças com dificuldades de aprendizagem confirma essa idéia e contraria aquela que crê que o jardim-de-infância deve servir para preparar intelectualmente as crianças para a escola, por meio de trabalhos escolares.

Sem esquecer a importância dos demais aspectos intrínsecos à natureza humana, como o papel do organismo e da hereditariedade, as predisposições específicas ou outras, interessa-nos refletir sobretudo no papel e importância das interações precoces na conquista da capacidade de pensar, na tentativa de proporcionar ajuda aos pais e educadores.

É nas primeiras interações da mãe com o bebê (ou de quem substitui a mãe) que podemos encontrar sementes para a boa capacidade de elaboração mental e o gosto pelo conhecimento. Vejamos, com lente de aumento, o que se passa de significativo nesse jogo fabuloso de comunicação entre a mãe e o seu bebê, que muitas vezes poderá parecer, para quem está de fora, sem grande importância.

Sob a forma de sensação, o bebê vive experiências más e boas, de frio ou calor, de fome ou saciedade, de dor ou prazer, de abandono ou companhia etc., e reage de acordo com o que sente, expressando-se por gestos, esgares e expressões mímicas, dirigidos à mãe. Ela, com o seu amor, intuição, fantasia e ainda uma fina percepção, recebe essas reações e atribui-lhes significado, reenviando-as ao filho através das próprias emoções. É por meio desse jogo de intensas trocas, feitas de impulsos e elementos ainda confusos, aparentemente caóticos, que a mãe, com a sua fantasia e amor, as transforma em "coisas com sentido". Será esse um primeiro modelo de comunicação organizativa de toda a atividade mental do bebê. Essa comunicação vai pouco a pouco organizar-se em pensamento simbólico. Todos já assistimos a cenas como esta: o bebê esperneia por um motivo qualquer que não sabemos, a mãe segura-o contra o peito e diz: "Seu malandrinho, você está dando pontapés porque vai ser jogador de futebol", enquanto o afaga com tapinhas. Será esse tipo de pensamento/linguagem, simbólico, que se vai se desenvolver e enriquecer, pela repetição dessas trocas de qualidade afetiva que os estudiosos chamam de qualidade maternal.

Freud chamava-o de pensamento do sonho. João dos Santos queria dizer a mesma coisa quando afirmava: "O pensar nasce dos sonhos, deixem as crianças sonhar".

O prazer e o sofrimento do bebê encontram uma organização e um sentido, através da maneira como a mãe reage e controla esses seus movimentos, devolvendo-lhe as suas vivências, sob a forma de boas experiências emocionais. Estas se tornam assim agradáveis ou suportáveis, podendo o bebê encontrar-lhes sentido e ir adquirindo a capacidade de se controlar também.

Se esse jogo correr satisfatoriamente para os dois e não houver incidentes graves, verifica-se em princípio uma boa harmonia na evolução.

Após essa fase do pensamento simbólico, a separação/individuação aparece como uma necessidade da evolução normal; se assim não for, as capacidades do bebê podem bloquear-se. É agora que o pai, como uma terceira figura, vai ter de entrar em campo, alinhar-se no jogo, com um papel determinante, mais dirigido ao filho. Ele vai acabar com aquela "marmelada" a dois, introduzindo uma distância – distância para separar, crescer e pensar –, mas completando o envolvimento de amor e segurança de todos. Isso permite que o bebê vá substituindo o pensamento simbólico por um pensamento mais realista. O bebê vai-se comportando de forma cada vez mais calculada e mentalizada, por meio dessa brincadeira/jogo, carregado do significado que lhe é conhecido. Os teóricos chamam esse jogo entre mãe, pai e filho de "triangulação", e é com essa experiência emocional que o ser humano intui a existência dos números, o 1, o 2, o 3 da matemática. Num tempo posterior e à medida que vai percebendo a natural separação entre si e a mãe, a que também se junta o pai, o bebê ganha como que uma consciência do "eu" diferente do "eles". Poderemos assim dizer que o número 1 será o equivalente à consciência do "eu". Na verdade, as coisas do conhecimento primeiro são intuídas para depois serem compreendidas. Temos então que uma boa relação afetiva e uma comunicação "quentinha" e estimulante organizam o pensamento simbólico, até que aos poucos o bebê vai mentalmente se separando da mãe, aproveitando a carona da distância e das regras introduzidas pelo pai, até ser capaz de, sozinho, controlar as suas sensações e experiências. Começa-se a falar primeiro com as vogais, que são as letras das emoções, para dizer ai e ui, e depois com as consoantes, que ajudam a formar as palavras dos pensamentos. Construímos as palavras para perguntar e para responder, para a comunicação a distância também. Por meio dessa distância, vamos descobrir as coisas maravilhosas que o mundo tem e inventar outras para enriquecê-lo e fazê-lo avançar.

Então desatamos a falar sem parar e, a propósito de tudo e de nada, a perguntar "por quê?". Descobrimos assim o gosto pelo conhecimento. A maturidade dos processos intelectuais é agora compatível com as aquisições progressivas no sentido do real, da acuidade perceptiva, da capacidade de abstração e do raciocínio lógico. Por exemplo, assim como a Luísa, aos 5 anos, fazia:

"– Mãe, como é que Deus leva para o céu as pessoas que estão no cemitério?

– Filha, de noite, Deus, sem ninguém ver, puxa as pessoas para cima com uma corda.

– Não, mãe, porque Deus é bom e uma corda machucaria as costas!"

Assim, cremos que a estabilidade e a maturidade necessárias à aprendizagem não só escolar mas também ao longo da vida parecem estar bastante dependentes da harmonia que se conseguiu no desenvolvimento afetivo e intelectual.

Se a mãe não se encontra ela própria satisfeita, se não vive com prazer, se está desiludida ou demasiado só, não tem disponibilidade nem energia para essas tarefas tão complexas. Dizemos então, em linguagem técnica, que a mãe não teve condições de investir bem o seu bebê. Freqüentemente surgem problemas familiares graves que não permitem que essa aventura amorosa de felicidade se possa realizar de forma satisfatória.

Acontece então que a mãe, ou quem a substitui, vai sem querer frustrar de forma gravosa todo aquele processo de intercomunicação que descrevemos, e o bebê corre o risco de ficar numa espécie de isolamento interior que lhe vai bloquear esse caminho, quase mágico, que o leva à capacidade de simbolizar, de mentalizar, de pensar. Simultaneamente, o bebê fica como que condenado a repetir de modo obstinado certos comportamentos, que têm a ver com experiências não realizadas, que lhe causaram sofrimento por falta do eco de alguém. Não lhe é possível então mentalizar o seu sofrimento por falta dessa relação maternal satisfatória, ficando as suas emoções como que desagregadas dentro de si, à espreita, numa espécie de esperança inconsciente de encontrar alguém com quem possa realizá-las, de forma a conseguir ligar dentro de si o que ficou desconexo. Certas perturbações do pensamento, detectadas em algumas crianças que acorrem às consultas de saúde mental, relacionam-se com essa questão. Nessas circunstâncias afirmam os terapeutas que "o sofrimento não mentalizado mantém-se no seu interior como uma espécie de elemento tóxico". Como diz a doutora Teresa Ferreira, sábia nesses temas, "se a mãe como modelo de comunicação não 'pensou' a criança, será muito difícil a criança poder pensar". Então fica um hiato, uma ruptura no processo de evolução do pensamento. A nossa experiência no acompanhamento de crianças com dificuldades de aprendizagem nos leva a encontrar, muito mais tarde, seqüelas graves dessas experiências traumáticas. O Rui, de 8 anos, dizia-me: "Não, não gosto de pensar. Sempre me vêm à cabeça coisas ruins. Monstros para me comer e a minha casa em chamas".

Muitos de nós conhecemos bem comportamentos repetitivos de alunos, de aparente provocação, que podem pretender exprimir situações de acordo com o que vimos descrevendo. O que inconscientemente procuram é quase sempre a certeza de que somos capazes de entendê-los e controlá-los com afeto. Numa dada ocasião contava-me uma professora, com ar muito zangado, que um aluno da primeira série, muito pequeno portanto, lhe pisava os pés de propósito. A essa atitude, a professora, certamente por falta de esclarecimento, pisava também os pés dele para que soubesse como isso doía. Ficavam assim os dois num beco sem saída, reforçando na criança, com essa atitude, uma experiência de contenção maternal deficitária.

Se as coisas correram bem ou, como se diz em linguagem técnica, se a criança foi bem investida, resulta, além de boa capacidade de pensar, uma enorme curiosidade por si e pelo que a rodeia. O que é natural é a motivação para a aprendizagem, querer saber como funciona, como e por que acontece isto e aquilo. Todos temos a experiência das ininterruptas perguntas, num encadeado especulativo, que por vezes as crianças nos fazem. São os adultos que normalmente se saturam e acabam o jogo, com um seco: "Tá, agora chega, vá brincar no quarto e não aborreça..."

Se, pelo contrário, as coisas não foram propriamente um mar de rosas, para essas crianças pensar é difícil ou doloroso. Trata-se de recordar ou conscientizar "falhas", desilusões, que estão fechadas em algum canto, numa espécie de quarto escuro da alma que não queremos voltar a abrir. Felizmente a memória às vezes serve mais para esquecer do que para recordar.

Mais tarde, quando chegamos à escola, essas rupturas, bloqueios, falhas, aliadas ainda a contextos culturalmente pobres ou pouco estimulantes, vêm à superfície e assumem a forma de sintomas, quer na aprendizagem, quer no comportamento.

E depois?!...

E depois?!... Depois a escola tem muito mais que fazer!...

A escola, o espelho das contradições

Tenho o gosto particular de passar os olhos por livros antigos. É uma espécie de necessidade de achar o fio da meada.

Então, com livros que versam sobre assuntos como "escola" ou "sistema educativo", acontecem coisas muito curiosas: desde a constatação de que certas metodologias apresentadas hoje com foros de grande novidade o foram há umas largas dezenas de anos até a verificação de que em quase todas as épocas se fala em crise do sistema, nas profundas alterações necessárias... etc.

Tem-se a impressão de que a escola e o sistema educativo estão sempre em crise. Em certo sentido, há qualquer coisa de real nessa sensação. Quando discutimos acaloradamente esses assuntos, esquecemo-nos com naturalidade não só do processo complexo que nos antecedeu como de alguns aspectos, menos visíveis, das funções da escola. De repente a História tem o tamanho da nossa idade. Quando muito da nossa e da dos nossos pais. Ficamos por isso com uma visão imediata dos acontecimentos e parece-nos que são apenas nossas todas as responsabilidades e todas as dificuldades.

João dos Santos dizia que "a educação é a arte de fazer falhar o sistema educativo a que se foi sujeito".

Essa afirmação aparentemente contraditória talvez seja apenas a expressão da ambigüidade a que a escola está sempre sujeita dada a sua dupla função: instruir e veicular a ideologia dominante na sociedade. Nesse último aspecto, a escola torna-se o local privilegiado da expressão dos conflitos que atravessam a sociedade. O que acontece é que talvez sejam demasiadas as contradições que, sem interrupção, se colocam aos nossos olhos atualmente.

Tínhamos vivido a experiência de um tempo em que as instituições nos transmitiam uma sensação de estabilidade duradoura. A família e a escola estavam perfeitamente definidas. À família competia educar – "quem dá o pão dá a educação" – e à escola, como citei, competia instruir e transmitir a ideologia dominante. Prestava-se toda a atenção à instrução. Quanto ao resto – "Meu filho, não se meta em política...".

Os professores ganhavam pouco, mas os pais lhes demonstravam reconhecimento e com reverência, no fim do ano letivo, lhes davam presentes: ninharias urbanas ou então galinhas, patos, coelhos e peixe fresco no interior. Assim, umas "coisas" de acordo com o estilo e as suas "posses".

Os meninos eram respeitadores de forma geral, salvo um ou outro mais travesso, que de vez em quando saltava pela janela da sala, o que era rapidamente bem explorado pela professora para uma boa lição de moral a todos, porque "os valores", como agora se diz, mesmo que não colhessem convicção estavam afinadinhos.

Não havia problemas com a formação profissional. Quem tinha formação era professor e quem não tinha era regente escolar. Quem aprendia sabia. Quem não aprendia era burro. Os meninos dividiam-se entre normais e anormais ou atrasados mentais, e, nesse caso, iam para casa trabalhar no que pudessem. Também não havia "psicologia a metro", e isso de "ter problemas" era simplesmente preguiça ou indisciplina. Portugal não estava na Europa, o mundo era muito longe e dele pouco ou nada aqui chegava pelo jornal. A vida caminhava calmamente e a discordância fazia-se em voz baixa, recolhida no convívio mais íntimo, para que nem as paredes ouvissem. Vivendo nessa aparência, as contradições eram menores e não estavam à vista. A escola era, portanto, o reflexo da calma reinante.

Subitamente toda essa "morna" realidade foi sacudida. A mudança começou quase sem que se desse por isso e avançou em ritmo acelerado. Primeiro, com a saída das mulheres para o mundo do trabalho, fora de casa – e os meninos ficaram mais sós. Depois, as creches cresceram e multiplicaram-se. Encheram-se de crianças com as educadoras afogadas em trabalho, sem conseguir chocar tantos ovos ao mesmo tempo – e os meninos ficaram mais perdidos. A competitividade nas empresas aumentou e trouxe à tona o problema da falta de preparo dos trabalhadores. Meio mundo passou a aliar ao trabalho uma sobrecarga de esforço em múltiplas reuniões, cursos de formação etc. Os pais passaram a chegar em casa mais tarde, mais cansados, menos disponíveis – e os meninos ficaram mais abandonados. Em seguida as ciências humanas desenvolveram-se em geral e a psicologia, em particular, foi divulgada talvez em demasia – e os meninos passaram a ser objetos de observação. Os meios de comunicação tornaram visíveis a todos, num abrir e fechar de olhos, o lado claro e o lado escuro da vida, o bom e o mau. O sagrado profanou-se, e o profano, em diversas circunstâncias, ganhou foros de sagrado. As coisas deixaram de ser morais ou imorais para ser amorais – e os meninos ficaram mais perplexos.

Com freqüência confundiu-se ciência com tecnologia. E a ambas se atribuiu um poder mítico e absoluto. Começou-se a duvidar de tudo ao mesmo tempo, e os adultos e os meninos ficaram atrapalhados.

Os limites dos sistemas de governo atenuaram-se. A crise da ideologia, como quadro de referências, instalou-se. O povo, as pessoas, os seres transformaram-se nas massas – e os adultos e os meninos ficaram confusos.

E no meio de tudo isso a Escola lá está, de pedra e cal. Como um espelho, reflete todos os conflitos de todas as contradições.

As famílias projetam na escola as suas inquietações de medo, de falta de tempo e disponibilidade para amar, proteger e educar, e anseiam que a escola cumpra também essas tarefas, o que é humana e tecnicamente impossível.

Os governos exigem que a escola prepare adequada e rapidamente os alunos para o mercado de trabalho, sem que os professores tenham ou devam ter o conhecimento de todas as engrenagens e todo o hermetismo da vida econômica. Montam-se e desmontam-se planos de formação às pressas, sem ponderação, que não raro provocam alguma angústia nos professores, porque criam neles uma sensação de insegurança e descrença no próprio conhecimento. Perguntava-me uma professora numa palestra que proferi, numa cidade deste país: "Estive num curso de formação em Lisboa e disseram-me que deixar as crianças aprender a contar nos dedos é antipedagógico. Queria perguntar à colega se é e por quê?!"

De que servirá tanta ciência quando perdemos o bom senso?

A desorientação e a desmotivação abrangem cada vez maior número de professores. Vai-se criando um terreno escorregadio para estes e perigoso para os alunos.

Uma depressão coletiva, passiva quando não ativa, se aquece em fogo brando, e os meninos... bem, os meninos portam-se mal e são agressivos, o que pode ser um sinal de esperança!

Como se faz o insucesso

Uma das mais gratas recordações que guardo do tempo da escola diz respeito à vivência profunda que o conceito de auto-estima encerra e atualmente é tão apregoado no meio escolar.

Eu era uma criança pouco propensa a cumprir regras e normas disciplinares. Rebelde, portanto, naquele tempo. Por obra da paixão dos meus pais, nasci antes da vulgarização do conceito de hiperatividade ou de disfunção cerebral mínima. Senão... que Deus me tivesse valido!

Uma curiosidade enorme acerca de tudo, sobretudo o que não se aprendia na escola, levava-me, não raro, a fugir da escola ou a fugir das aulas, para assistir a outras em que a matéria absorvia mais os meus sentidos. É claro que essa situação punha os professores freqüentemente não só à minha procura como os fazia discorrer sobre um negro futuro que com certeza me estaria reservado.

A propósito, quando chegará o tempo em que todas as escolas tenham aulas abertas para que as crianças e os jovens possam freqüentá-las livremente e aprender de acordo com os seus interesses, independentemente do programa?

Mas voltemos à minha história. Haviam-me explicado em casa quais os livros que me eram recomendados e quais os que ainda não tinha idade para ler. Dada a desobedecer pronta e rapidamente, um dia, às escondidas, subtraí da estante dos livros de família precisamente um dos tais não aconselhados, que pelo título ou pelo autor me parecia ser para adultos.

Como qualquer criança entrando na adolescência, eu queria parecer forte, inteligente. Meti o livro debaixo do braço, com o título virado para fora, evidentemente, e fui para o colégio, pavonear-me de já não ser criança e ter acesso aos "segredos" dos adultos.

Não me lembro se li muitas ou poucas páginas nem sequer se li alguma. Tenho idéia de que, se li, não entendi patavina. Também não era esse o meu intuito mais profundo.

Eu andava pelos 13 anos, uma época de fazer coisas para ser notado. E consegui.

Tinha um professor que, com a minha idade, eu não sabia se era um bom professor mas sentia que era um professor bom. O professor Nabais, quando notou o livro, aproximou-se suavemente e pôs o seu braço forte sobre os meus ombros contraídos.

Eu tremia toda e, ao mesmo tempo, ansiava por aquele momento. Era um misto de excitação e medo como sentimos quando nos atrevemos a fazer coisas de adulto. Inclinou-se como quem vai contar um segredo e me disse ao ouvido: "Onde você arranjou esse livro aí? Esse é um livro perigoso para a sua idade!" Um pouco atrapalhada, contei que o tinha retirado da estante de casa e tal. Então o meu professor acrescentou: "Quando acabar a leitura, venha conversar comigo sobre isso". Deu dois passos à frente, parou e, voltando-se novamente, aconselhou: "Guarde o livro na pasta e não o empreste a ninguém".

O que eu senti foi inexplicável. Era como se tivesse feito 18 anos naquele dia, naquela hora, ali mesmo, e me tornasse de repente muito adulta.

A auto-estima inchou tanto que, nesse dia, quando tomei o ônibus de volta para casa, sentei-me no banco da frente.

A atitude do professor, pela sua importância na construção do sucesso ou insucesso de uma criança, merece uma reflexão mais atenta.

Certamente não é por acaso que a experiência que narrei perdurou na minha memória durante tantos anos e ainda hoje se mantém tão nítida. Aquela situação foi um reforço positivo, mas quantas de sinal contrário guardamos também e com que mágoa?

De fato são as atitudes do professor que vão marcar de forma positiva ou negativa a idéia que temos de nós e a crença nas nossas capacidades. Por isso se constituem em referência fundamental. Como um espelho que devolve a imagem, é por meio do eco que essas atitudes têm em nós que nos vemos e revemos enquanto nos vamos construindo como pessoas, estimuladas pelo reforço positivo ou humilhadas pelo julgamento reprovador.

É que a imagem das situações que nos marcam pode desaparecer mas deixa rastro. Esse rastro, como o de todas as experiências emocionalmente fortes, vai sendo integrado por nós e contribui para a construção dos modelos de referência futuros. Daí a importância da conduta do professor como modelo de adulto.

Durante a infância todos tivemos experiências boas e más, mas é espantoso verificar que tantos de nós acabaram por se identificar com modelos negativos de educador, reproduzindo, hoje que nos tornamos pais, professores ou educadores, os mesmos comportamentos que nos fizeram sofrer. É como se enfim pudéssemos vingar tudo o que nos magoou profundamente e ficou recalcado, fazendo agora sofrer a outros. Atente-se a esse malfadado ciclo que se perpetua.

Bem, recordava eu que as memórias do período escolar são muito importantes. Elas são as mais afastadas no tempo que uma criança guarda de si. Daí para trás lembra-se um ou outro flash sem a mesma força. As memórias mais organizadas e com maior vivacidade são de fato as que se ligam a essa época. Relacionamse em geral com experiências de uns com os outros ou com atitudes marcantes dos professores. Mais raramente as nossas memórias dizem respeito aos conteúdos do programa.

É na escola que pela primeira vez, sem a proteção dos pais, vamos nos sentir apreciados, comparados, selecionados. Simultaneamente somos confrontados com tarefas cujo sentido não nos é ainda muito claro. Vamos ainda ter de aprender coisas cuja utilidade não percebemos. Tudo o que sentimos provoca grande estranheza e insegurança. Sem os pais como defesa, é o professor quem vai ocupar o lugar de modelo protetor no mundo exterior.

Embora ainda não se tenha a noção de todo o poder que o professor detém, há uma parte que é esperada e visível. Culturalmente, sabe-se que o professor atribui as classificações, dá as notas que permitem passar de ano ou levar bomba. No entanto, essa é apenas parte do seu poder. O professor é senhor de outro nível de poder mais complexo e grave de exercer, menos visível também. Direi que é um poder que não tem sequer possibilidade de não ser exercido, e é transmitido aos alunos por meio das atitudes e do comportamento, não só durante as aulas como durante todo o tempo em que estamos presentes na escola, pela forma como nos relacionamos espontaneamente. Na verdade, todo o espaço da escola, com a sua vida própria, deve ser educativo. Parece, porém, que a escola vem perdendo o componente crítico e formativo dos jovens, limitando-se os professores cada vez mais a transmitir apenas os conhecimentos específicos das matérias. Uma característica fascinante da condição de professor resulta do fato de ele ser, em tempo integral e antes de mais nada, um influenciador de personalidades no seu processo de formação. Aqui reside o fulcro do seu poder, e como tudo o que diz respeito ao poder... nós sabemos!... Que pode significar a frase tão comumente dita por professores: "Tenho todos os meus alunos na mão"? Claro que essa condição acarreta enormes responsabilidades, e não tem preço.

É corriqueiro ouvirmos na escola um professor comentar a respeito de um aluno: "Estou farto de dizer que ele tem de estudar!" Ou ainda coisas do gênero: "Estou farto de mostrar a ele os sacrifícios que os pais fazem para que estude..." Em contrapartida, é muito mais raro ouvir: "Não perco uma oportunidade de lhe dizer como aprecio o seu esforço", "Me parece que você anda triste, e isso me preocupa". Normalmente as mensagens que os professores transmitem aos alunos são mais para culpabilizar do que para estimular. Esse é um dos exemplos que ilustram como as nossas atitudes são importantes e definitivas.

Confrontada com novas exigências e independentemente da avaliação tida como objetiva, a criança vive na expectativa e no desejo de ser aceita, ser aprovada nas suas capacidades, sejam elas quais forem. São as apreciações espontâneas, ditas com despreocupação, que contribuem para a criança desenvolver uma boa ou má auto-imagem. Esse tipo de situação vai influenciar o sentido do destino de capacidade ou incapacidade. São juízos de valor, gracejos menos respeitadores, atitudes de simpatia ou antipatia que vão apelar, na vida interior da criança, às forças de investimento ou desinvestimento em si própria. Como é possível, por exemplo, que a mãe de determinado aluno comunique a um professor que o seu filho sofre de enurese e rapidamente toda a escola esteja sabendo, o que acarreta um sentimento de humilhação grave para a criança?!... A verdade é que situações desse tipo acontecem com muito mais freqüência do que seria de esperar. Muitas vezes são comentários na lanchonete, no corredor, entre portas, quase com jeito de desabafo, é certo, por defesa mesmo da angústia do professor, que se deixam escapar sem a consciência de que as crianças nos escutam. Elas não só são extraordinariamente observadoras do comportamento dos adultos como pressentem as nossas reações porque estão o tempo todo na expectativa de sentir o eco dos nossos sentimentos em relação a elas. A essa responsabilidade acrescenta-se o dever de enquadrar e cativar, para o mesmo entendimento do processo educativo, todo o pessoal auxiliar da escola. Estes têm de ser um alvo constante da nossa ação formativa. Todo o jogo de comunicação e relação aparentemente menos direta contribui de modo eficaz para a imagem de capacidade que as crianças vão construindo de si próprias.

Quando percebe que já foi observada na realização das primeiras tarefas na sala ou na participação espontânea nas brincadeiras dos tempos livres, a criança fica à espera das nossas reações e, quando sente repetidos sinais de depreciação, entra num caminho de insegurança e incerteza. Pode instalar-se alguma ansiedade em relação aos desafios que pouco a pouco lhe são colocados. Cada vez mais atenta aos nossos sinais de impaciência, inibe-se diante do começo do seu trabalho, pelo receio de voltar a não agradar. Quando a nossa depreciação se expressa de forma repetida, a criança passa da incerteza à insegurança e começa a duvidar da sua real capacidade. Percorre-se então um caminho solitário de tristeza, quando não de depressão, de início pouco notada mas que pode agravar-se, vindo mesmo a expressar sintomas. Então, ou a criança se recusa a realizar o seu trabalho, ou aparecem as primeiras queixas físicas com o desejo inconsciente de não ir à escola. Fora da sala, retrai-se quando se encontra conosco, baixa os olhos num misto de vergonha por não ser capaz de agradar, com o desejo de que o professor diga a ela qualquer coisa que lhe alivie o sofrimento e restitua, pelo afeto, a autoconfiança perdida.

Começa a duvidar se vale ou não a pena continuar tentando. Perde as referências positivas e desorganiza-se nos seus sentimentos. Depois, a partir dessas experiências negativas, desenvolve a tendência a repetir comportamentos, numa tentativa confusa e desorganizada de contraprova. O caminho para o insucesso está aberto.

E nós?...

Com o avanço do ano letivo, cada vez menos percebemos o que se passa com aquela criança. Atravancados com múltiplos problemas, também começamos a repetir comportamentos, sem nos darmos conta disso. São gestos de impaciência, mímicas de desinteresse, encolher de ombros em sinal de desistência, desinvestimento, diante de uma criança que muitas vezes pode apenas ser diferente da média.

Sutilmente, as crianças vão sendo assim selecionadas. Ou elas pertencem ao grupo dos adiantados ou ao dos atrasados, ou, pior ainda, ao grupo dos que nos são indiferentes, aqueles em relação aos quais não há nada a fazer. Deixam de ser bem ou mal tratadas para ser destratadas. E essa é a pior condição de desamor a que as crianças podem sentir que chegaram. Em geral elas acabarão por formar o grupo que desenvolve grandes problemas de comportamento pela intensidade que a sua revolta pode vir a assumir. E lá vamos nós prosseguindo como se estivéssemos por fora desse complexo processo interno. E comentamos, encostados em uma janela qualquer, olhando de longe os alunos: "Nossa, aquele ali é insuportável, não dá para entender", "Pois é, também já tinha reparado, mas aquele outro me deixava com os nervos à flor da pele; agora já nem ligo..."

É assim que essa sensação de "ser capaz" ou "ser incapaz" começa a se estruturar muito precocemente. E, se as reações positivas de que as crianças são alvo conduzem ao sucesso, as negativas seguramente conduzem ao insucesso. Nesse caso, pouco a pouco, elas são levadas muito cedo a desistir de si mesmas e a conformar-se com o fracasso. Deixam de tomar iniciativas. Tornam-se passivas e ganham uma consciência de inferioridade, fechando-se sobre si próprias, diante da indiferença geral.

O mais preocupante é que esse tipo de conduta, até há pouco presente apenas do ensino básico para a frente, vem insidiosamente se infiltrando no jardim-de-infância, desde que essa instituição se deixou invadir pelo ensino de tipo escolar, com as graves conseqüências que os especialistas em saúde mental infantil bem conhecem.

A partir da repetição dessas experiências negativas, a criança sabe o que esperam dela e desenvolve um mecanismo de antecipação perante a expectativa do professor, reproduzindo sistematicamente as mesmas atitudes. A longo prazo, esse mecanismo de antecipação das expectativas do professor cria um efeito amplificador de tal forma nocivo que a leva a persuadir-se de que, de fato, não há nada a esperar dela.

Estão criados os elementos para que a criança se transforme em um "caso". Essa condição de "caso" cola-se ao aluno, e ele passa a carregar o seu "caso" perante qualquer matéria, perante qualquer professor, ao longo dos anos em que permanece na escola. Submetida à situação de autodesvalorização, a criança vai procurar os seus semelhantes, como antídoto. Criam-se os grupos difíceis, isto é, grupos de crianças que desistiram de agradar aos professores e aos pais, para depois aceitarem para si mesmas o fracasso. Na passagem do básico para o secundário, as coisas vão complicar-se, exceto para aqueles que logo são eliminados.

Assim, as crianças que encontram dificuldades na fase inicial são as que têm maior probabilidade de obter maus resultados no futuro. Todos os adultos envolvidos no processo educativo são co-responsáveis por esses movimentos inconscientes que se instalam na vida interior da criança.

Só há uma atitude a ter diante de uma criança que fracassa: proporcionar-lhe os meios para que experimente situações de sucesso, de acordo, obviamente, com a sua capacidade e grau de conhecimento.

É esse o poder maior que o professor detém. Um poder construtor ou destruidor, conforme queremos ter consciência dele e o exercemos. Os dois pólos do fracasso são muito desiguais. O lado do aluno é aquele que se evidencia aos olhos de todos, e a sua penalização emocional e social não tem limite. Paradoxalmente, os professores não são penalizados. O insucesso das crianças nunca é assumido pelo professor como o próprio insucesso. É uma situação perversa.

A evolução não tem aqui o seu ponto final. Felizmente nenhum organismo está preparado para o fracasso. Por isso, esgotados os meios equilibrados de reação, vão-se desencadear outros mais desesperados para que a vida interior se faça ouvir. A criança, ferida no mais íntimo de si, ou vai reagir para dentro, podendo adoecer, ou reage para fora, tornando-se bloqueada e deprimida, ou, pelo contrário, instável e agressiva, continuando a agir num nível cada vez mais complexo de comportamento. Na primeira situação, marcada negativamente na sua dignidade, pode tornar-se um indivíduo submisso, covarde, imaginando que não tem muitos direitos, que tudo o que lhe acontece está certo; porém guarda dentro de si uma revolta sempre adiada. Na segunda situação, o jovem começa a assumir comportamentos de grande turbulência e de desafio da autoridade do adulto. Da mesma maneira, estão criadas as condições para, no início da adolescência, a gangue se formar e entrarmos num jogo de forças com compensação mútua, pela negativa. Se durante o ensino básico apenas se tem condições para exprimir a revolta fazendo birra, batendo os pés no chão ou recusando-se a fazer os trabalhos, na adolescência, já com boas capacidades de força física e alimentados por diversos abandonos e incompreensões, os ressentimentos pela injustiça explodem com toda a energia própria da idade.

Embora possa parecer estranho à vista desarmada, pelas dificuldades que criam aos adultos, pais ou professores, os processos reativos voltados para fora são, do ponto de vista da saúde mental dos jovens, mais saudáveis do que os que se voltam para dentro.

Esses fatos terão forçosamente de nos levar a refletir sobre a forma como nos relacionamos com os nossos alunos, com os nossos filhos, com as nossas crianças.

Se juntarmos a essas vivências a lembrança de que os jovens

vivem hoje em geral "atolados" em bens de consumo para prazer imediato e efêmero, mas afetivamente vazios e confusos perante a crise de valores, então se compreenderá melhor quão importante e decisiva é a nossa conduta de professores, de pais, de educadores.

O Joaquim, de 11 anos, vem à terapia. A escola se queixa de graves problemas de comportamento, agressão aos colegas e professores. Seu pai morreu abruptamente num acidente de automóvel.

– Joaquim, você sabe por que veio aqui?

Ele encolhe os ombros e baixa a cabeça para não me olhar de frente. Fica todo curvado como uma bola, quase caindo para a frente.

– ... por causa lá da escola – balbucia.

– E como é lá na escola?

– *(silêncio)* Sou terrível... eles dizem!

– E o que é ser terrível?

De novo ele encolhe os ombros, acenando negativamente com a cabeça.

– É da porrada... eles dizem!

Novo encolher de ombros.

– E você o que pensa?

– Eles já sabem... é sempre assim!...

– E você sabe o que é ser terrível?

– Não... *(olhando finalmente para mim)*

– É assim como se você estivesse sempre em guerra com todo mundo?

– ... sim!

– Com quem você costuma conversar sobre isso de estar em guerra com todo mundo?

– Com ninguém! Ainda outro dia... eu queria dizer uma coisa... nunca posso!

– Qual era a coisa que você queria dizer?

– Era... o que eu mais gostaria de fazer.

– E o que é que você mais gostaria de fazer?

– Era... aprender a tocar guitarra!

Entendem agora por que contei a história do meu professor Nabais?

Bibliografia

FERREIRA, Teresa. "Saúde mental e aprendizagem". In *Cadernos do Internato*, n. 2, junho 90, Centro de Saúde Mental Infantil e Juvenil de Lisboa.

SANTOS, João. *Ensaios sobre Educação*, vols. I e II, Livros Horizonte, 1983.

Despacho Normativo
Nº 14.723.001

D.R. de 1º de junho de 1994

Diante do impasse a que, mais uma vez, a Reforma do Sistema Educativo conduziu os professores deste país, esgotada definitivamente a sua paciência, eles se reuniram em sessão plenária e decidiram, unilateralmente e sem nenhum apoio do Ministério da Educação, tornar pública a nova Lei de Bases do Funcionamento da Escola, da sua inteira responsabilidade.

Assim se determina que a partir de hoje:

1- É obrigatório cumprimentar todos os dias, direta e individualmente, cada aluno, tratando-o pelo seu nome próprio.

2- É obrigatório que nas fichas de avaliação passem a constar apenas as apreciações positivas das capacidades e qualidades humanas dos alunos, sendo os aspectos negativos tratados verbalmente, em diálogo confidencial, entre professor e aluno.

3- É obrigatório converter a turma em grupo de trabalho cooperativo. O professor encarregará o melhor aluno de cada disciplina de cooperar com os mais fracos, ajudando-os.

4- É obrigatório instituir o “Jornal do Mural” em cada turma, no qual todos (professores e alunos) registrarão o que de importante se passou durante a semana na escola, de forma positiva ou negativa.

5- É obrigatório reservar meia hora da última ou da primeira aula semanal para fazer a reunião geral de reflexão crítica e discussão dos acontecimentos relevantes.

6- É proibido, em qualquer circunstância, pôr alunos para fora da sala, suspender turmas ou registrar faltas disciplinares.

7- É obrigatório, em razão de circunstâncias graves, fazer a reunião geral, que deve ter caráter deliberativo no consenso do grupo sobre as medidas a tomar diante dos acontecimentos.

8- É obrigatório que os professores ajudem a descobrir o que cada aluno quer ser quando for adulto e passem a priorizar as disciplinas, por ordem decrescente de importância, tendo em vista que “nucleares” são as necessárias para alcançar esse objetivo.

9- É obrigatório ensinar, uma vez por mês, “uma coisa” que a maioria dos alunos tenha interesse em saber, independentemente do programa, ou criar as condições para que os alunos possam aprendê-la.

10- É obrigatório que o delegado de turma dê conta aos professores dos alunos que evidenciam sinais de tristeza ou dificuldades, para que o professor possa recebê-los discretamente, com privacidade, e sigilo para ajudá-los.

NOVOS FILHOS, NOVOS PAIS

Notas finais

A segunda metade do século XX é a idade da adolescência. Com a profunda modificação da família, é a unidade entre pais e filhos que passa a ocupar o primeiro plano, com um novo conjunto de problemas apenas enunciados nas páginas anteriores.

Considera-se hoje a adolescência uma etapa do desenvolvimento humano, que pressupõe a passagem de uma situação de dependência infantil para a inserção social e a formação de um sistema de valores que definem a idade adulta. Durante algum tempo confundida com o conjunto de transformações físicas e psicológicas que caracterizam a puberdade, a adolescência concentra as atenções de pais, educadores e pesquisadores das Ciências Sociais e Humanas. Mas, como penso ter demonstrado no decorrer deste livro, o discurso sobre a juventude está cheio de equívocos e contradições, responsáveis pelas freqüentes indecisões de quem se relaciona com os jovens.

No texto que se segue, procurei sintetizar algumas idéias do meu pensamento sobre a adolescência atual.

1- A *identidade* e a *autonomia* são as questões fundamentais da adolescência. A formação da *identidade* deve ser considerada um processo dinâmico, verdadeira interface da dimensão interna e externa do adolescente.

A dimensão interna da identidade pressupõe a integração das pulsões características dessa etapa do desenvolvimento num todo em interação possível com o meio. Desse modo, as funções e os interesses do adolescente ficam estabilizados numa unidade que verdadeiramente caracteriza aquele sujeito. Adquire-se a identidade sexual, que foi se estruturando a partir das dúvidas internas e das constantes interações externas com a família e o grupo de jovens. Consolidam-se as relações com os outros e dá-se a integração das diversas estruturas da personalidade, processo que só termina na pós-adolescência.

Ainda que a divisão interna/externa se justifique apenas por comodidade de explanação, pois na formação da identidade ambas as dimensões surgem ao mesmo tempo, é bom acentuar que por vezes a dimensão externa é desvalorizada. Ora, a dimensão externa da identidade ganha muita importância nos nossos dias, porque, embora as estruturas psicológicas do adolescente permaneçam as mesmas ao longo dos tempos, o modo como elas são analisadas tem variado. Já Erikson, nos seus estudos sobre a identidade juvenil, tinha salientado a importância dos outros na formação da identidade, considerando que esta é uma síntese dinâmica resultante de um processo de assimilação e rejeição das identificações sofridas, bem como da interação entre o desenvolvimento pessoal e influências sociais. Estudos posteriores no âmbito da psicologia social mostram que os adolescentes podem atualizar as imagens de si próprios (obtidas a partir do desenvolvimento pessoal) em função das experiências sociais. Ora, certa instabilidade emocional que caracteriza a adolescência leva a uma procura ativa de relações sociais, na busca de interações estabilizadoras que contribuam para a formação da identidade. Desse modo, assume grande importância o grupo de jovens, ao qual confluem diversos fatores essenciais para a identidade e a autonomia adolescentes e no qual a informação externa é interpretada pelos adolescentes à luz da sua pessoa específica (o seu *self*). Mas esse *self* pode subdividir-se, já que podemos considerar não só as características e os atributos avaliados pelo próprio, como também aquilo que o sujeito desejaria ter e ainda aquilo que ele ambicionaria possuir para cumprir o seu papel. Podemos então pensar que incongruências no modo como esses três aspectos do *self* são integrados podem contribuir para sentimentos da desvalorização do adolescente, indicadores de futuras dificuldades psicológicas.

Na transformação psicológica que caracteriza a adolescência, o jovem começa a perceber-se como membro de uma categoria social particular, em que o *self* adolescente constitui o ponto de referência que serve de base para todos os objetos e constitui o campo da sua percepção social[5].

Podemos então concluir que a identidade deve ser conceituada a partir da transformação e organização do *self* adolescente, em articulação dinâmica entre o psicológico e o social. Nenhuma dessas vertentes pode ser hipervalorizada.

A *autonomia* é a outra questão central da adolescência. Pode-se entendê-la como a necessidade de o adolescente conquistar o domínio de si próprio e obter um espaço mental para refletir e para se relacionar fora da família, o que pressupõe desde logo o abandono da posição de dependência dos pais que caracteriza a infância. O processo de autonomia é progressivo, iniciando-se muitas vezes na puberdade e atingindo a plenitude na fase final da adolescência, e pressupõe em algum ponto do seu desenvolvimento um período de desobediência ou confronto com os pais, que na maioria dos casos é vivido sem graves problemas.

A capacidade de um jovem atingir a autonomia está relacionada não só com a capacidade dos pais de estimular a separação, mas também com a qualidade emocional do vínculo que liga pais e filhos adolescentes, como os estudos de Manuela Fleming têm demonstrado[6]. Como afirma essa autora, "se a emoção básica for o amor, o adolescente progride na sua capacidade de se individualizar e de se separar. Se a emoção básica for a hostilidade, o adolescente não encontra a base segura a partir da qual inicia o processo de separação [...]. Não estando seguro dos laços que o unem aos pais, e temendo uma perda de amor pelo fato de desejar separar-se deles, o adolescente pode retrair-se na marcha para a tarefa da individualização, dando lugar ao impasse ou à interrupção do desenvolvimento psicológico".

Só é possível a um adolescente tornar-se independente psicologicamente se for capaz de abandonar o vínculo infantil que o ligava aos pais ou seus substitutos e construir uma nova relação familiar menos dependente mas não menos importante, em que o respeito e a confiança mútua são essenciais. Se, pelo contrário, o caminho para a autonomia é a toda hora marcado por conflitos graves, hostilidade, acusações recíprocas ou falsos saltos para a liberdade, é provável que o adolescente persista extremamente ligado à família, embora o seu discurso pretenda dizer o contrário (veja-se o caso do Pedro, o Rambo artista).

Para compreender o processo de autonomia juvenil, é necessário conhecer o cotidiano adolescente atual. Machado Pais[7] afirma mesmo que a adolescência é cada vez menos um período etário e cada vez mais uma série de cotidianos, em que as formas de cultura juvenil podem emergir. A pesquisa desse autor tem demonstrado que o processo de transição para a idade adulta não é homogêneo, existindo rupturas, isto é, descontinuidades no eixo dependência/autonomia do jovem diante de sua família. É assim que hoje são relativamente freqüentes a coabitação antes do casamento e formas de casamento não tradicionais: por exemplo, os membros do jovem casal podem ter passado por um período de vida fora da família antes da fórmula casamento-apartamento dos seus pais (situação em que não é estranho o problema da habitação). Por outro lado, o caráter precário do trabalho juvenil não facilita a estruturação de uma família autônoma, existindo muitas vezes experiências profissionais como estudantes, antes de o vínculo conjugal ser possível, pelo menos na sua forma tradicional. A jovem família surge assim na dupla conseqüência de uma precariedade trabalhista e do aumento da escolaridade, não sendo possível esquecer também a origem social do jovem (é mais marcante a influência familiar nas classes altas).

O processo de autonomia não é, desse modo, suscetível de ser compreendido de forma linear: os jovens atuais precisam de um tempo de passagem em que vão participar em atividades de transição para a vida adulta, antes de lhes ser possível, quer psicológica quer socialmente, organizar de modo estável uma nova família. Essa constatação é da maior importância para pais e educadores, que deverão estar atentos e facilitar esse período de transição, essencial para o desenvolvimento futuro do jovem adulto.

2- Outra questão importante na adolescência é a da relação entre pais e filhos, presente em todo este livro.

Procurei testemunhar a mudança que entendo ser necessário efetuar nessa área. O interesse que o tema adolescência vem despertando e a noção de crise da adolescência têm levado a numerosos equívocos que procurei desfazer ao longo destas páginas. No entanto, torna-se essencial precisar, nas conclusões, mais alguns pontos.

A adolescência é uma época de expressão narcísica, isto é, há um investimento do adolescente em si próprio necessário para protegê-lo da desvalorização tornada possível pela perda da proteção dos pais. Mas esse narcisismo inicialmente necessário pode tornar-se defensivo e não mobilizador da identidade e da autonomia, por dificuldades individuais do adolescente ou por ausência de ambiente facilitador por parte dos pais. E aqui chegamos a um ponto importante: tenho para mim que muitos pais, na ânsia de evitar conflitos com os filhos, acabam por ceder em tudo e muitas vezes anulam o próprio modo de ser, tornando-se iguais aos seus descendentes. É penoso ver alguns pais imitando os filhos na maneira de falar e de vestir, no seu tempo livre e nas suas idéias. É como se os adultos, ao rejeitar os valores dos seus pais (avós dos adolescentes), preferissem tomar os filhos como referência, invertendo desse modo o sentido habitual da identificação (filhos-pais). Anatrella[8] fala mesmo em contra-identificação e inversão dos papéis e em sociedade adolescêntrica, para designar o lugar central atribuído aos jovens no seio da família e da sociedade. No meu entender, contudo, a centralidade na adolescência é apenas aparente: muitas famílias parecem viver à volta dos filhos, mas estes não têm na realidade verdadeiro acesso às importantes decisões da família ou da sociedade.

Seja como for, os jovens crescem muitas vezes num ambiente pseudolibertador, em que são imediatamente satisfeitos muitos dos seus desejos e em que as diferenças entre as gerações se esbatem cada vez mais. Os pais vivem na permanente necessidade de "seduzir" (oferecendo coisas) ou de imitar os filhos, com a idéia de que uma proximidade cotidiana mais nas atitudes do que na reflexão contribuirá para a melhoria das relações. Puro engano: a inversão da hierarquia familiar ou a igualização dos pais levam inevitavelmente à confusão e à ausência de modelos organizativos das relações intrafamiliares. Os pais delegam à escola ou aos próprios filhos a sua missão de educadores, deixando-os muitas vezes entregues às tarefas da adolescência. É como se no diálogo entre pais e filhos não soubéssemos o lugar de cada um e o individualismo narcísico ganhasse cada vez mais campo de ação.

Concluo assim que não é possível continuarmos a ser pais autoritários, como eram os nossos, porque o poder dos filhos na família não permitirá esse regresso ao passado. Mas também proponho que não sejamos mais pais-irmãos, abdicando das nossas convicções e dos nossos valores, falsamente aderindo ao vestir, ao falar e à música juvenis e perdendo definitivamente a esperança de podermos influenciar o futuro dos nossos adolescentes.

3- Outro território que necessita de profunda transformação é a escola. Não é possível continuar como até aqui. A concepção stalinista do dever e do sacrifício pela nação, que procurava inculcar nos jovens a necessidade do esforço permanente para o bem de todos, está ultrapassada. Mas não estará também fora de moda a idéia do prazer em trabalhar, do desenvolvimento das "capacidades" e da pseudoliberdade da escola, numa sociedade toda ela desorganizada e anômica? Remeto o leitor para o capítulo de Eulália Barros, no qual certamente encontrará temas de reflexão. Não posso deixar de afirmar que o futuro de cada um resulta do que foi capaz de obter da sua família e do resultado da sua educação. Se não podemos ter filhos do silêncio, não podemos ter alunos do vazio.

Chego assim ao fim deste livro. A tentação de encerrá-lo com uma espécie de mensagem é forte, mas vou resistir. Prefiro escrever alguns enunciados, que deixo, à guisa de manifesto, a quem se interessar pela adolescência:

1- Estamos impedidos de idealizar os adolescentes pelo respeito e interesse que eles nos merecem.

2- Assim, os jovens serão sempre ouvidos. Terão oportunidade para pôr em prática as suas idéias, mas não terão razão *a priori*.

3- Os pais procurarão proporcionar aos filhos um ambiente de amor e compreensão, mas jamais abdicarão das suas convicções. Educar não é seduzir.

4- No confronto entre pais e filhos adolescentes, as diferenças não serão anuladas e a separação entre gerações será mantida.

5- Para permitir a nova organização familiar, pais e filhos necessitam definir novos papéis com flexibilidade. Os pais não devem abdicar da sua autoridade e, com afeto e negociação permanente, facilitarão a autonomia adolescente.

6- Professores jamais serão pais ou psicólogos.

7- O *nagging* (ralhar persistente) ficará definitivamente cancelado.

8- É essencial distinguir uma dificuldade transitória do desenvolvimento de um distúrbio psíquico que necessita de tratamento especializado. A regra é seguir a dimensão temporal: se o comportamento inadequado persistir, deverá constituir sinal de alarme.

9- Jamais um adolescente será levado a uma consulta com terapeuta sem que o pai e/ou a mãe percam uma noite conversando com ele.

10- O cotidiano de uma família com adolescentes exigirá novos filhos e novos pais. Já que os jovens se modificaram muito nos últimos trinta anos, cabe agora aos pais a sua própria invenção.

11- Última regra: jamais este livro será lido, citado ou comentado em qualquer interação familiar. Caso alguém desobedeça a esse preceito, outro membro da família deverá jogar no lixo o exemplar desta obra em uso indevido. Ou seja: cada família inventará diariamente a sua maneira de viver.

BIBLIOGRAFIA

1 AMARO, F.; DANTAS, A. M.; TELES, L. C. *Sexual Behaviour in the City of Lisbon.* Investigação não publicada, 1991.

2 RUSSELL, G. "Bulimia nervosa: an ominous variant of anorexia nervosa". *Psychol. Med.*, 1979; 9:429-448.

3 ABRAHAM, S.; LLEWELLYN-JONES, D. *Eating Disorders: The Facts.* Oxford: Oxford U. Press, 1992.

4 RUSSELL, G.; SZMUKLER, G.; DARE, C. *et al* "An evaluation of family therapy in anorexia nervosa and bulimia nervosa". *Arch. Gen. Psychiatry*, 1987; 44:1047-1056.

5 PALMONARI, A.; CARUGATI, F.; BITTI, P. *et al* "Imperfect identities: a socio-psychological perspective for the study of the process of adolescence". *In:* TAJFEL, H. *Social Dimensions.* Cambridge: Cambridge U. Press, 1984.

6 FLEMING, M., *Adolescência e Autonomia.* Porto: Edições Afrontamento, 1993.

7 MACHADO PAIS, J. *Culturas Juvenis.* Lisboa: Imprensa Nacional, 1993.

8 ANATRELLA, T. *Interminables Adolescences.* Paris: Cerf, 1990.

☐ SIM. Gostaria de receber gratuitamente informações sobre os lançamentos da Editora Gente.

Nome: ______________________________

Endereço: ______________________________

Cidade: ____________ UF: ____ Cep: _____-___ Com.: ☐ Resid.: ☐

Tel.: ____-____-____ Fax.: ____-____-____ Data Nasc.: ____ (Dia) - ____ (Mês) - ____ (Ano)

E-mail: ______________________________ Sexo: ☐ M ☐ F

Estado Civil: ☐ Solteiro ☐ Viúvo ☐ Casado ☐ Divorciado

Formação Escolar: ☐ 1º Grau ☐ Superior ☐ 2º Grau ☐ Pós-Graduado

---

Ocupação:

- ☐ Estudante
- ☐ Prendas Domésticas
- ☐ Empregado Setor Privado
- ☐ Empregado Setor Público
- ☐ Empresário
- ☐ Profissional Liberal
- ☐ Autônomo
- ☐ Aposentado

Áreas de Interesse:

- ☐ Marketing
- ☐ Tendências/Estratégia
- ☐ Recursos Humanos
- ☐ Finanças/Economia
- ☐ Psicologia
- ☐ Auto-Ajuda
- ☐ Religião
- ☐ Esotérico
- ☐ Outros: ______________

Onde você comprou este livro?

____

Aspecto mais interessante:

☐ Preço ☐ Autor
☐ Capa ☐ Editora
☐ Assunto

Nº livros comprados no último ano:

☐ Até 10 ☐ 11 - 20 ☐ + 20

☐ Não gostaria de receber promoções de outras empresas.

1
0
4
7
3

DOBRE AQUI E COLE

PRT/SP-5421/99
UP-AC GUAICURUS
DR/SÃO PAULO

CARTA RESPOSTA

NÃO É NECESSÁRIO SELAR

O SELO SERÁ PAGO POR

EDITORA GENTE

05033-999 SÃO PAULO - SP

DOBRE AQUI